動悸・息苦しさ・胸のつまり・めまい・だるさ・寝つきの悪さ

名医が教える!

不整脈を自力で治す毎日の暮らし方

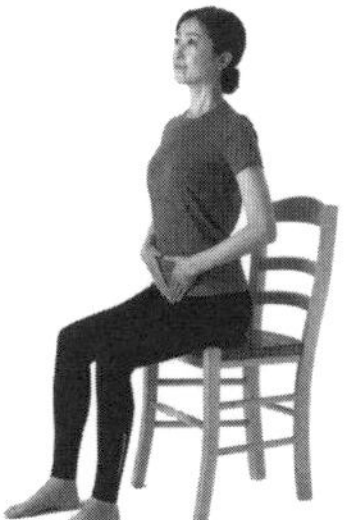

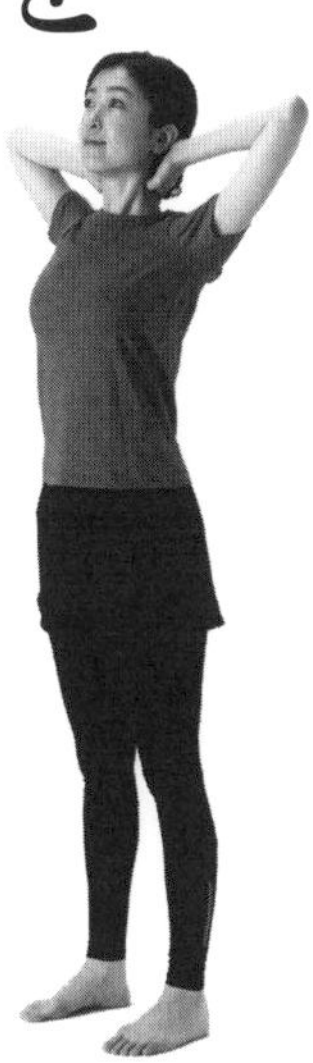

心房細動が
脳梗塞の原因に

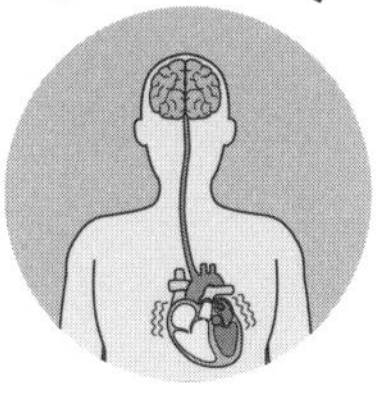

腹式呼吸で
自律神経が整う

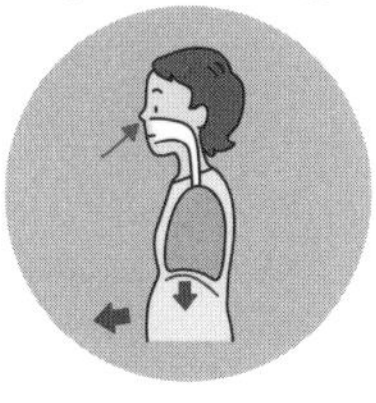

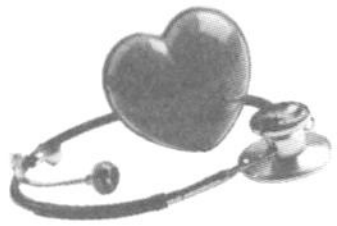

はじめに

筋肉や骨、皮膚や血管、消化器官や循環器官、呼吸器官の各臓器など、人間が生きていくためには無駄なものは何ひとつありません。

そのなかでも、心臓というと多くの方が「とても重要な臓器」というイメージを持っているのではないでしょうか。

実際、心臓は血液を全身のすみずみにまでいき渡らせ、循環を行うための大切なポンプの役割を果たしています。健康な成人の方の場合、心臓は1分間に約60〜90回、規則正しく収縮と弛緩を繰り返し、拍動を続けています。その数は、なんと1日に10万回にもおよびます。

我々の命を絶えず紡いでくれている大切な心臓に、異常や不調があれば、「大変なことになった」と不安や心配になってしまうでしょう。そうした不調のなかでも、もっとも多いもののひとつが本書のテーマでもある不整脈です。

のちほど詳しくお話ししていきますが、心臓の脈拍が正常とは違ったタイミングで起きることを不整脈といいます。

不整脈は、大きく次の3つに分けられます。

①脈が速くなる「頻脈」
②脈が遅くなる「徐脈」
③脈が飛ぶ、抜ける「期外収縮」

その症状は、安静時に胸がどきどきするといった動悸、不規則な脈拍、息切れや胸の不快感、めまいや息苦しさなどとして現れてきます。

本書を手にとっていただいた方の多くは、これらの症状を感じておられることと思いますが、まず知っておいていただきたいのは、不整脈は病名ではないということ。そして、精密検査をしても心肺機能には異常が見つからないケースが多いということです。

実際、私のこれまでの診察・治療の経験からも、不整脈を感じている方のうち、約45%はまったく異常がありません。次いで約30%が期外収縮(一時的に脈が飛ぶもの)で治療の必要のない方、その他の約25%で治療が必要、あるいは致死性、緊急性の高い不整脈という割合になっています。つまり不整脈は、それほど恐れることはないケースも多いということです。

しかし、だからといって不整脈の状態を、そのまま放置しておいていいのかといえば、そんなことはありません。何もしないでいると、生活習慣病から重大な病気に進行してしまうケースもありますし、改善に取り組まないことで、さまざまな心身の不調を次々に招いてしまう可能性もあるからです。

そこで、必ず精密検査を受けた上で、まず覚えておいていただきたいキーワードは、「ストレス」と「自律神経」、そして「呼吸法」の3つです。

本書では、心臓の仕組みや不整脈が起きるメカニズムから、自律神経の乱れなどを整えて不整脈を改善するための呼吸法やストレッチ、日常生活での正しい習慣や食事法などについて、ご紹介していきます。
できるだけ健康に、長生きをしながら人生を楽しむために、不整脈について今日から学び、いっしょに改善していきましょう。

監修　坂田隆夫（さかたたかお）

不整脈専門医・
アゴラ内科クリニック院長

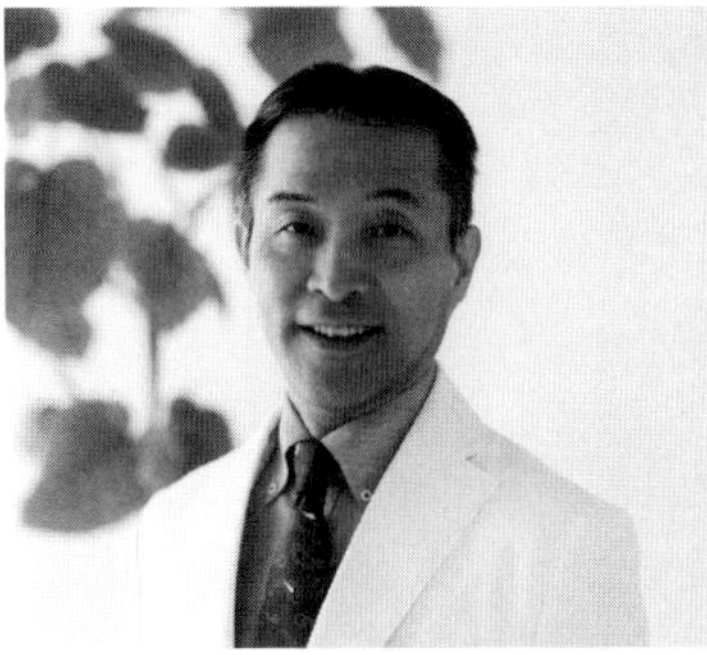

東邦大学医学部卒業。東邦大学医学部付属大橋病院第三内科、三井記念病院などで循環器内科専門医として高度医療、地域医療などに貢献。東邦大学医療センター大橋病院循環器内科講師、日産厚生会玉川病院循環器科副部長などを歴任後、東京・湯島に「アゴラ内科クリニック」を開院し、訪問診療や自律神経外来などで患者さんの心と体に向き合う医療を続けている。
日本内科学会認定内科専門医、日本循環器学会認定循環器専門医、日本不整脈心電学会不整脈専門医、日本医師会認定産業医。著書は『自律神経を整える「長生き呼吸」』など多数。

目次

第2章 不整脈を予防・改善する呼吸法とストレッチ

第3章 不整脈を予防・改善する日常生活のポイント 49

第4章 不整脈の改善体験談 65

本書のご利用にあたって

※本書で紹介している健康効果・運動効果には個人差があります。
※掲載の呼吸法やストレッチを実践する際に、体調や体に異変を感じた場合は中止し、医師に相談するなど、適度な範囲で行ってください。

医師にかかるときのポイント

呼吸が苦しくなる場合はすぐ病院へ

普段の生活のなかで不整脈を疑っていても、どのタイミングで病院に行けばよいのか、悩む方も多いと思います。息苦しさや動悸、めまいなど、さまざまな不整脈の症状がありますが、どのような症状があったら注意が必要なのでしょうか。

必ず病院を訪れるべき症状なのは、「はあはあ」「ぜえぜえ」と呼吸が苦しくなる場合です。このような場合、多くは血流に問題が発生していて、軽い心不全になりかけている可能性があります。他にも意識が抜けていつの間にか転んでいたり、視界にキラキラ光が飛んで倒れたりするケースも緊急の対処が必要です。すぐに病院を訪れて、医師に診察してもらいましょう。

診察の際には、症状の詳細について聞かれます。「症状がはじまったのはいつ頃からか？」「症状が現れる時間帯は？」「何をしているときに症状が現れやすいか？」「どれくらい症状が続くか？」「食事との関係はどうか？」「脈が飛ぶのか、脈が速いのか」などです。また、心筋梗塞や狭心症など不整脈を起こしやすい既往症があるか、両親などまわりに突然死した人がいないかなどと聞かれることもあります。

事前にこのような質問を想定して、問診ではなるべく多くの情報を医師に伝えるようにしましょう。

第1章

不整脈の原因と症状とは？

心臓は規則正しいリズムで鼓動し、
脈を打っていますが、
何らかの原因で脈が乱れることを
「不整脈」といいます。
この章では、不整脈発生のメカニズムや、
その症状について解説します。

まずは不整脈が起こる仕組みを知っておこう

心臓の構造

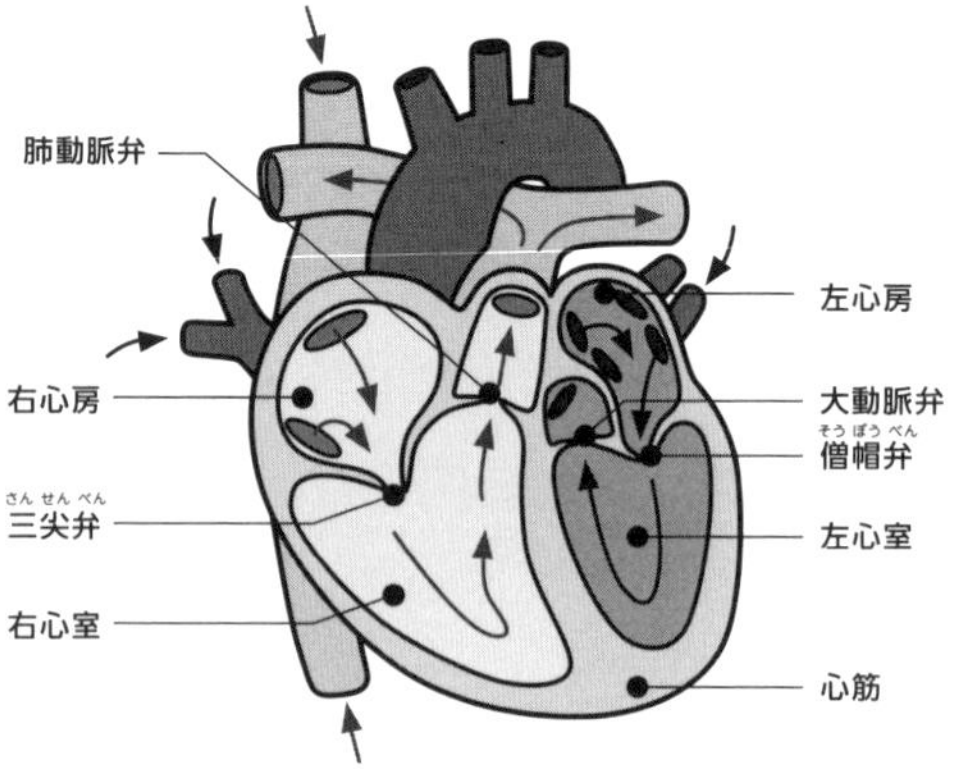

心房は大静脈と肺静脈から還流してきた血液をプールして心室へ送り出す。心室は心臓から大動脈と肺動脈に血液を送り出すポンプの役割。心臓の拍動数は1日約10万回にもおよぶ。

規則正しい調律とは異なる脈が不整脈

心臓は、私たちが生まれたときから休まず規則正しく鼓動しています。この収縮と拡張の運動による繰り返しを「拍動」といい、止まれば細胞が酸欠・栄養不足になり、生命を維持することはできません。

規則正しいリズム（調律）とは異なる脈のことを「不整脈」といいます。じつは、不整脈というのは病名ではなく、心臓の収縮と拡張が乱れた「状態」を表します。

心臓の位置は胸の中央から少し左寄りにあり、大きさは人の握りこぶし程度です。重さは大体２００～３００ｇほどで、心筋と呼ばれる丈夫な筋肉でできており、心膜という膜で包まれています。中央の厚い筋肉壁で左右に分かれ、さらにそれぞれ上部の「心房」、下部の「心室」に分かれ、右心房、左心房、右心室、左心室と４つの部屋から構成されています。

健康な成人であれば、１回の拍動で心臓から送り出される血液量は約60㎖、１日あたり約８千～１万ℓもの血液を全身に送り続けています。

不整脈は電気刺激の伝導系の異常で起きる

不整脈は「洞結節」の異常で起こります。通常は洞結節で弱い電気信号がつくられ、その電気刺激は、「房室結節」という中継地点に集まり、刺激伝導系で伝えられ、左右の心室を収縮させます。この収縮によって、血液は心室から肺、全身へと送られていきます。

何らかの原因で洞結節に異常が起こると、本来の刺激伝導系とは異なる場所で電気刺激が生じたり、伝わり方に異常が起きて不整脈が生じます。

しかし、これまで私が診察した実感では、

不整脈はどんな症状?

動悸・息切れ

めまい

脈が飛ぶ

だるさ

胸の痛み

よくある症状は動悸や脈飛び。ひどい場合はめまい、失神。徐脈性では少し動くとだるさや息切れも現れる。

不整脈はどう発生する?

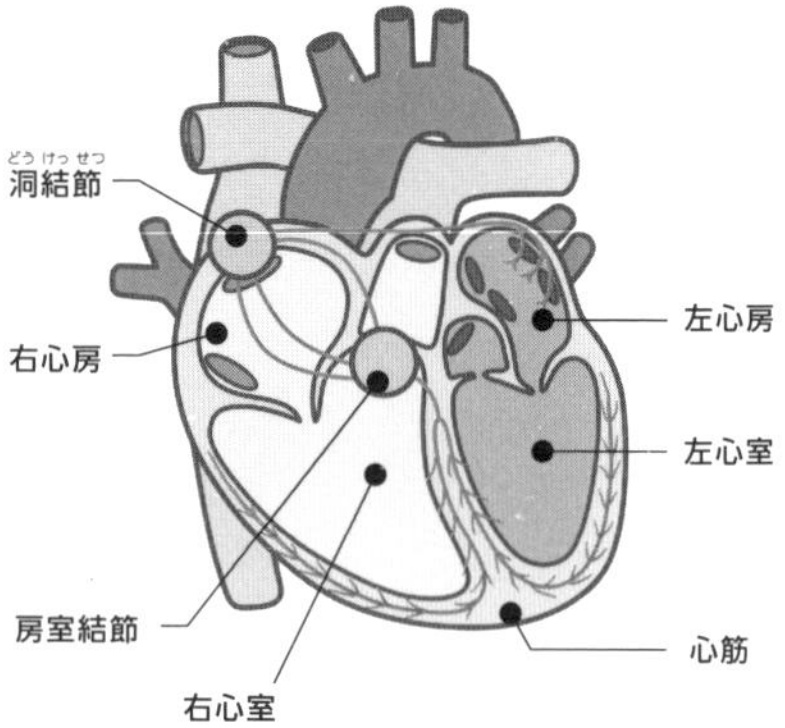

本来の刺激伝導系（イラストではオレンジ色）と異なる場所で電気刺激が生じたり、伝わり方に異常があった場合に不整脈が起きる。

狭心症や心筋梗塞との関係とは？

狭心症と心筋梗塞は血管の病気で不整脈と関連があり、それぞれ増悪を起こすリスクを高めるため、検査の必要がある。狭心症は、心筋に酸素と栄養を送る心臓周囲の冠動脈が動脈硬化などで狭くなり、胸痛を起こす発作。心筋梗塞は、冠動脈に血栓ができ、血液の通り道をふさぐ病気。

精密検査をしても心肺機能に異常がない人が約45%、治療の必要のない人が約30%です。ほとんどのケースはあまり心配ありません。ただし、すぐに処置が必要だったり命に関わるケースが25%程度あるので、なるべく早く医師の診察を受けましょう。

不整脈の3つのタイプとそれぞれの違いとは？

不整脈の3つのタイプ

速いタイプ（頻脈）

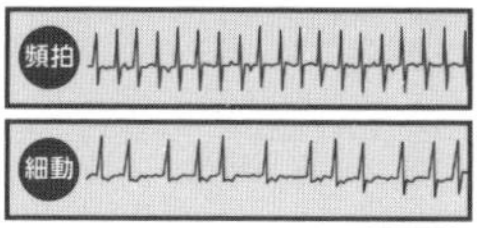

•動悸　•胸の痛み　•不快感　失神

脈が毎分350回にもなり突然死につながる心室細動や、合併症を招く心房細動などの危険も。

遅いタイプ（徐脈）

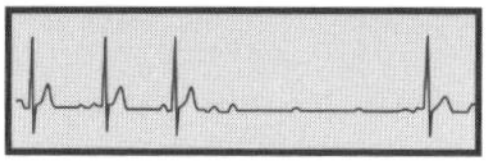

•息切れ　•だるさ　•めまい

失神　心不全

脈が毎分 50 回以下になり、脳と全身へ送られる血液量が減少。薬物治療では対応できない。

飛ぶタイプ（期外収縮）

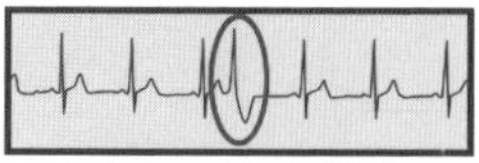

•動悸　•胸の不快感

ほとんどの場合心配いらない

正常の脈より速いタイミングで電気刺激が発生して心臓が収縮。脈が飛んだように感じる。

致命性不整脈になる頻脈には要注意

不整脈は大きく「脈が速くなる」「脈が遅くなる」「脈が飛ぶ」という3つのタイプに分けることができます。

さらに心臓の上部にある、心房と洞結節に異常が起こるタイプが「上室性不整脈」、心臓の下部にある心室で異常が起こるタイプが「心室性不整脈」です。

● **脈が速いタイプ（頻脈）**

正常な脈は、1分間に60～90回です。脈が速くなる不整脈を頻脈と呼び、1分間に100～250回なら頻拍、250～350回なら粗動、350回以上になると細動といいます。

上室性不整脈で頻脈になるものに、「心房細動」「上室性頻脈」「心房粗動」があります。心室性不整脈による頻脈が「心室頻拍」「心室細動」です。これらの不整脈の中で、命にかかわる致命性不整脈は、「心室頻拍」「心室細動」の2つです。そして、生命には直接影響はありませんが、血液がよどんで血栓が起こりやすくなり、重い後遺症を残す危険性があるのが心房細動です。詳しくはP18で説明します。

例えば、糖尿病の合併症の1つとされているのが心房細動です。その発症リスクは、健康な人に比べ2倍以上に高まる恐れがあるといわれています。

あまり心配はいらない徐脈と期外収縮

● **脈が遅いタイプ（徐脈）**

脈が1分間に50回以下になる不整脈です。脳や全身に送り出される血液量が減り、息切れ、めまい、だるさのほか失神する場合もあります。洞結節で電気刺激が出にくい、または刺激伝導系の異常が原因です。

● **脈が飛ぶタイプ（期外収縮）**

もっとも多い不整脈で、本人は気づかず

健康診断で指摘されることも。これは、洞結節から出される電気信号を待たずに、別の部位が勝手に電気信号をつくり、心臓を動かすことで起こります。

原因は加齢や睡眠不足・過労・ストレスによる自律神経のバランスの乱れなど。期外収縮の大半は治療の必要はなく、あまり心配はいりません。

遅いタイプ（徐脈）

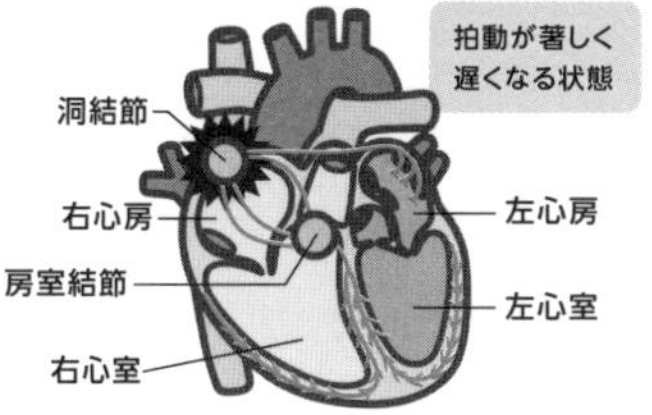

飛ぶタイプ（期外収縮）

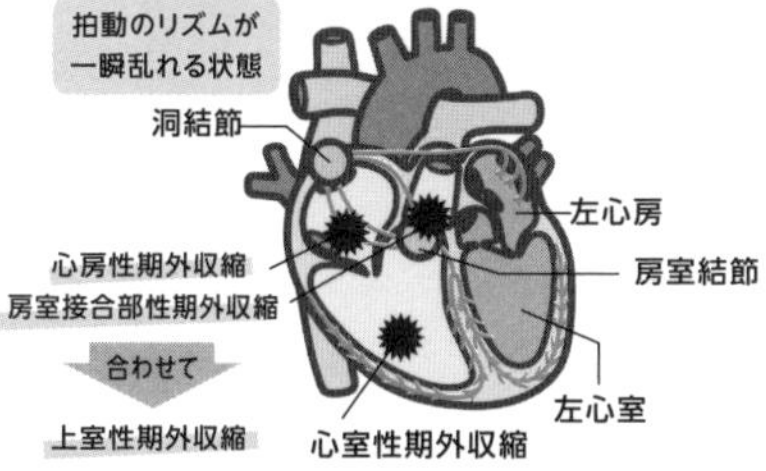

期外収縮の３タイプ

①心房性期外収縮

異常な電気信号が心房から発生。①と②を合わせて「上室性期外収縮」と呼ぶ。

②房室接合部性期外収縮

房室接合部で異常が発生。①②は脈が抜けたり速まったり強く感じたりする。

③心室性期外収縮

心室で異常が発生。通常より速く心室が収縮し、拍動をドキンと感じることも。

不整脈の分類

	上室性不整脈	心室性不整脈
頻脈性不整脈	**心房細動** ・発作性心房細動 ・持続性心房細胞 ・長期持続性心房細動 **心房粗動** **発作性上室性頻拍** ・房室結節リエントリー性頻拍 ・房室回帰性頻拍 ・心房頻拍	心室頻拍 心室細動
徐脈性不整脈	洞不全症候群／房室ブロック	
期外収縮	上室性期外収縮	心室性期外収縮

心室頻拍、心室細動、心房細動はなぜ危険なの？

心室頻拍と心室細動 突然死を招く危険性も

心室に何らかの原因で電気刺激が何度も起こり、1分間に150〜250回もの速さで心室が収縮するのが「心室頻拍」です。毎分150回以上になると動悸の症状が起こり、200回近くになるとめまいや失神を起こします。

発作が30秒以上続く持続性の心室頻拍は、心筋梗塞や狭心症、心筋症、先天性心疾患、弁膜症などの基礎心疾患が原因の場合が多く、心室頻拍から心室細動へ移行すると、突然死を起こす危険性があります。

この心室細動は、突然死の原因となるもっとも危険な不整脈です。心室が1分間に500回以上で興奮し、ポンプの働きが機能しないので、全身への血液が送れず5〜6秒で意識を失い、3〜4分以上続くと脳が大きく障害されます。心室細動は

1分経過するごとに生存率は10％ずつ低下、救命処置を行わずに10分経過すると、高度な脳障害を残すか、死亡の可能性が高まります。

心室頻拍・心室細動の症状

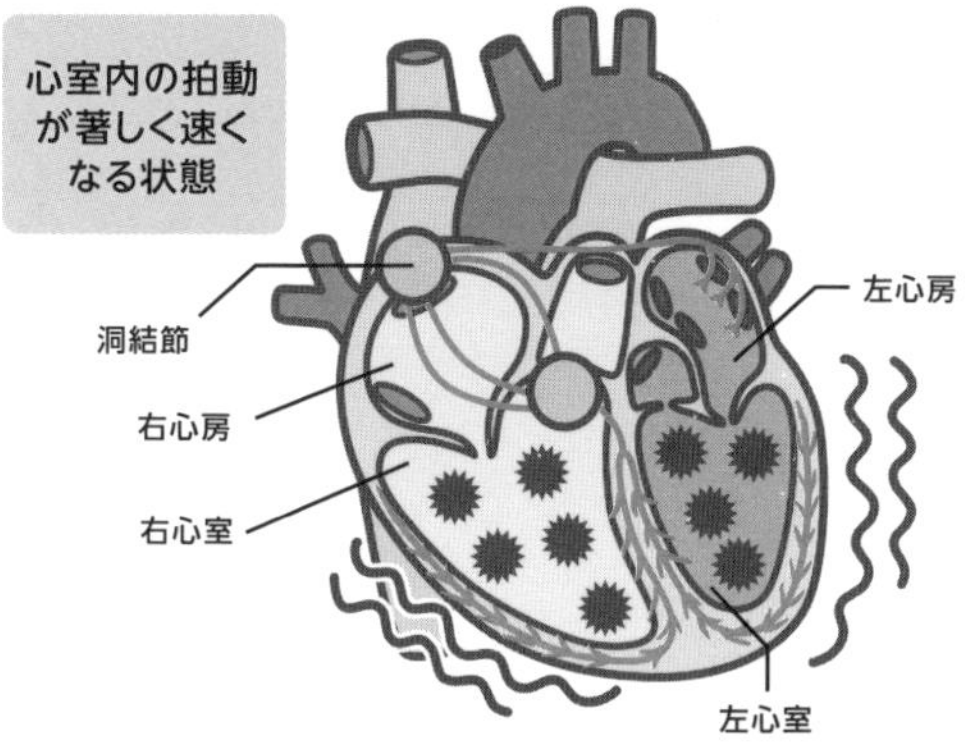

心臓から大動脈と肺動脈に血液を送り出すポンプの役割の心室に突然、異常な電気刺激が起こり、息切れや胸痛、動悸、めまいなどが起こる。発作が30秒以上続くと危険。

心房細動も危険な症状脳梗塞を生じることも

じつは、心房細動は自覚症状がない方も多く、命にはかかわらない不整脈です。原因は、心臓上部の心房内で発生した不規則な電気信号で、通常は心拍数が毎分60～90回のところ、400～600回という凄まじい速度で興奮して細かく震えます。

危険とされる理由は、心房細動によって心房内の血流が悪くなり、血の塊（血栓）が生じる可能性が高まるためです。血栓が心臓外に流れ、脳の血管で詰まると、手脚の運動障害や半身不随、言語障害などの後遺症が残ることがあり、重症の場合は突然死

心房細動による血栓が脳梗塞の要因に

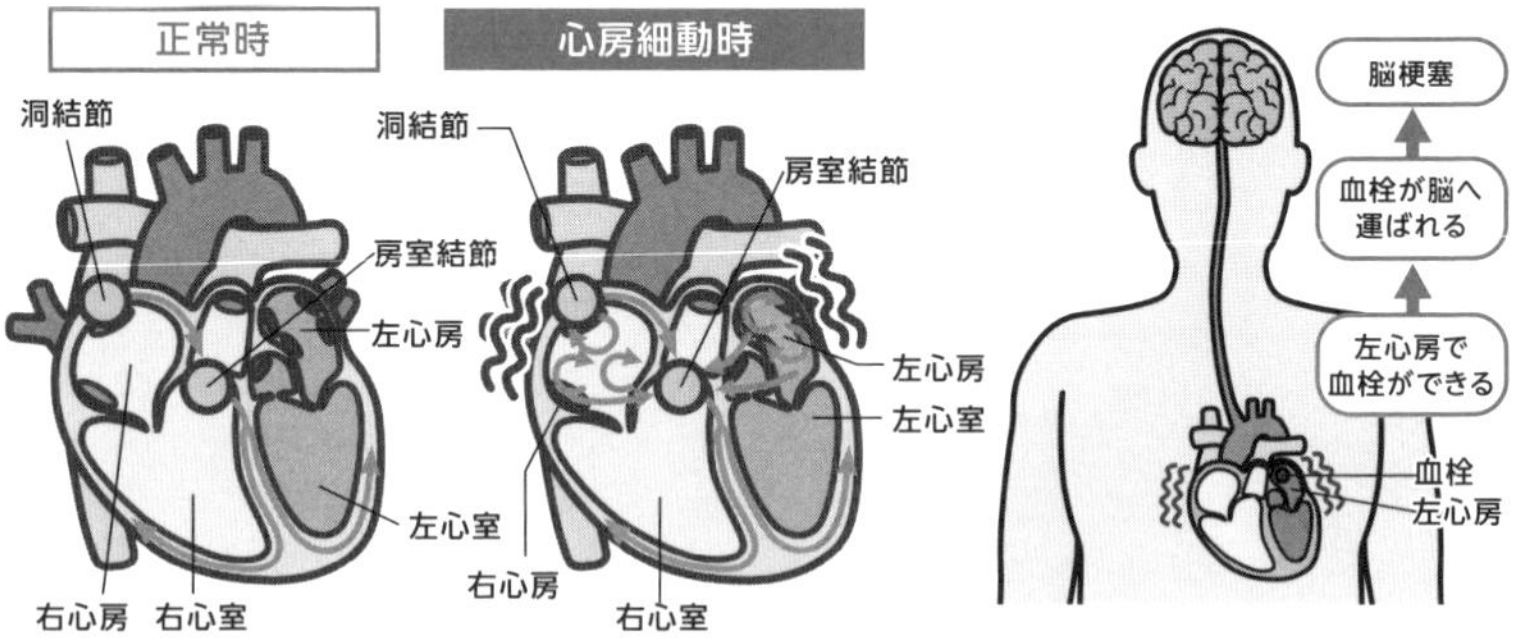

心房細動による血栓が脳梗塞の原因に

心房細動は心房内のあちこちで電気的興奮が発生。その電気刺激が各所をまわり、心房が1分間に400〜600回もの速度で細かく震えるため、心房内の血流がよどみ、大きな血栓が生じやすくなる。首の動脈を通って脳血管が詰まると、死亡率が高い心原性脳塞栓症を引き起こす。

の原因「巨大な脳梗塞」を起こします。脳梗塞の約6割は心房細動が原因とされ、心房細動のある人は、脳梗塞が約5倍、心不全が約4倍起こりやすくなります。

心房細動は、50代頃から増えはじめ、発症率はその後10年ごとに約2倍ずつ増加します。70歳以上では人口の約1割が罹患するといわれています。他にも遺伝的な要因や、生活習慣病、睡眠時無呼吸症候群も原因になることがわかってきています。

心房細動は進行性の病気です。発作がときどきあって自然に停止する「発作性」。1週間以上持続する場合や自然に停止せずに薬や電気的な処置が必要な「持続性」。1年以上持続する「慢性」へと進行します。

不整脈の大きな要因は自律神経の乱れ

ストレスで自律神経が乱れて不整脈が起きる

不整脈の要因はさまざまです。心筋梗塞や心筋症、弁膜症といった心臓自体の疾患。肥満や高血圧、糖尿病などの基礎疾患。さらに電気刺激の異常や、血管の内皮細胞の衰え、睡眠時無呼吸症候群などです。

これらの基礎疾患があるなかで不整脈のスイッチを入れるのが、自律神経の乱れです。自律神経は、人の意志とは無関係に血管や内臓の働きをコントロールしている神経ですが、心臓の動きもまた自律神経によって調整されています。

自律神経は、活動的なときに優位になる「交感神経」と、休息時に優位になる「副交感神経」の2つからなります。車のアクセルとブレーキのように、バランスをとり働いています。

ところが、緊張したり驚いたりすると、

胸がドキドキするように、心身にストレスがかかると、自律神経は交感神経が優位になります。すると心筋の収縮力が増強し、1分間の心拍数が増え、ときにはこれが期外収縮となって現れることもあります。多くの不整脈は、外部からの何らかのストレスを受けることで、自律神経のバランスが乱れることによって起こる体の異常と考えられています。不整脈が起こる直前、自律神経が乱れることもわかっています。

不整脈が起きる原因とは？

基礎疾患
主に、心筋梗塞、心筋症、弁膜症などの心臓自体の疾患。心臓以外にも甲状腺機能亢進症なども原因になる。

自律神経の乱れ
心臓は自律神経によってコントロールされている。交感神経が優位になると、期外収縮が起こりやすくなる。

電気刺激の異常
洞結節以外で電気刺激が起こったり、刺激伝導系のどこかでの異常、または電導系以外で電気刺激が発生した場合。

血管の内皮細胞の衰え
糖尿病などによる慢性的な血管の炎症から動脈硬化が進行。血管内皮細胞の機能低下からも不整脈が起きる。

血圧の上昇・いきみ・睡眠時無呼吸症候群
高血圧や心不全、冠動脈疾患などの循環器疾患、睡眠時無呼吸症候群は不整脈を増悪させる。

不整脈が起こる直前は必ず自律神経が乱れる

自律神経の特徴をもう少し詳しくお伝えすると、交感神経は「昼間に優位になる」「血圧を上げる」「心拍数を上げる」「体を活動的にする」といった働きがあります。一方、副交感神経は「夜に優位になる」「血圧を下げる」「心拍数を下げる」「体を休ませる」などです。

反対に、自律神経のバランスが乱れる

ストレスの原因は、「疲労」「不規則な生活」「栄養バランスの乱れ」「ホルモンバランスの乱れ」「寒暖差」「悩み」「緊張または興奮」「不眠」などです。

　これまで、自律神経の働きを測定する方法は確立されていませんでした。そこで私は、循環器系疾患の発作が生じる、24時間の心電図と連続血圧計を活用することを考えました。分刻みで刻々と変化する交感神経と副交感神経の状態と、血圧変動の解析に成功しました。そこでわかったのは「不整脈が起こる直前には、必ず自律神経が乱れる」という事実でした（上図参照）。

　発作が起こる直前の自律神経は、交感神経または副交感神経のどちらかが極端に高い、あるいは、まったく反応がないといった異常が必ず確認されています。つまり、不整脈を予防して改善するには、自律神経の働きが極端に乱れないように、ストレスをうまくコントロールすることが不可欠なのです。

不整脈と自律神経の乱れ

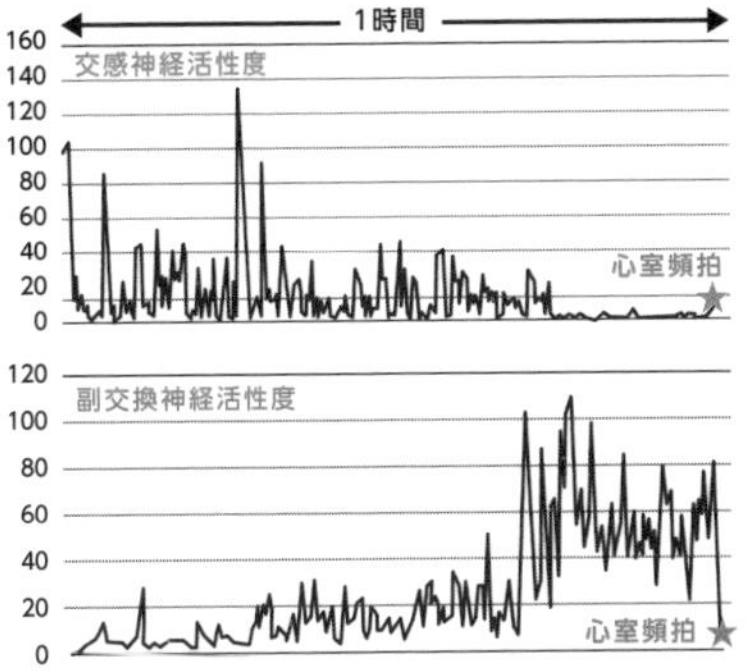

不整脈の発作の1つである「心室頻拍」が起こる15分前に、過剰だった交感神経の働きが急に低下（グラフ上）。交感神経の働きが低下したタイミングで低かった副交感神経の活性が急激に高まった（グラフ下）。24時間心電図を解析した結果、不整脈が起こる直前に自律神経が乱れることがわかった。

不整脈の症状を毎日セルフチェックしよう

脈拍測定の習慣化で危険な不整脈を早期発見

不整脈があるのに、自覚症状がまったくない人もいます。そのため毎日、検脈するのを習慣にしていれば、脈の乱れに気づきやすくなります。

測り方は、手首の内側にある橈骨《とうこつ》動脈に、人差し指、中指、薬指の３本を添えて10秒ほど脈の「回数」を数え、拍動の「様子」を観察します。規則正しく、リズミカルに毎分60～90回の脈拍なら正常です。10秒の場合、６分の１の10～15回です（P26参照）。

正確に測るのは難しいかもしれませんが、リズムが乱れる、あるいは脈が飛ぶ、速い、遅いといったおおまかな心拍の状態をとらえるだけでもセルフチェックとして大きな意味があります。

近年は、脈の回数とリズムが測定できる血圧計や、持ち運び可能な携帯型心電計、ス

家庭用心電計

心電計機能付き血圧計

上腕にカフを巻き付けて、血圧測定と同時に脈拍や心電図を計測する。

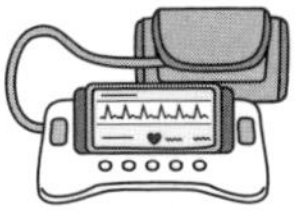

携帯心電計

体に電極を当てて計測する。指だけで計るもの、指と腹部に当てるもの、指と足元に当てるものなどがある。

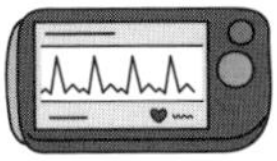

スマートウォッチ

脈拍とおおまかな心電図を計測する。脈が規則正しいリズムかどうかをチェックできる。

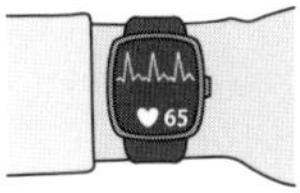

危険な不整脈チェック

- □ 何もしていないのに意識がなくなりそうになる
- □ 急に失神してしまうことがある
- □ 脈拍が減り、強い息切れを感じることがある
- □ 突然、動悸が起こることがある
- □ 脈がバラバラで速く打つ

上記のような危険な不整脈の症状が１つでもある場合は、できるだけ早く病院で受診し、原因を調べてもらいましょう。

マートウォッチで心房細動の兆候を検知する機能なども誕生しています。こうしたツールを参考の一つにするのもよいでしょう。

また、普段から体の様子を観察しておくことも大切です。

・安静時なのに息切れする
・胃や食道に異物が入ったような違和感や不快感がある
・だるさがある／疲れやすい
・胸が苦しい／胸がドキンとする
・めまいがする
・せきをしたくなる……など

脈が速くなる頻脈性不整脈では、心房の筋肉から利尿を促すホルモンが分泌されるので、尿意が出ることもあります。

脈のセルフチェック

脈の違和感、動悸、息切れなどの症状を感じた場合は、
できる限り早く医療機関で担当医師に相談しよう

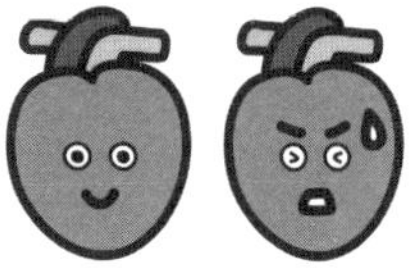

1 人差し指、中指、薬指の 3 本の指で、手首の親指側にある橈骨動脈を触る。
（指の腹の部分で触ることで脈を感じやすくなる）

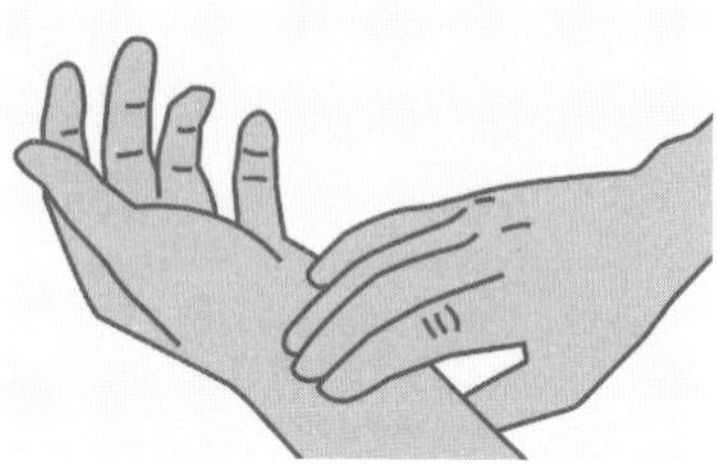

2 10 秒間ほど脈の回数を数える。
脈が一定のリズムで 10～15 回打たれていれば正常。

3 脈がおかしい（下図参照）と感じたら、続けて 10 秒間脈をとる。

4 リズムが乱れている、脈が飛ぶ・速い・遅い場合、
担当医師に相談する。

正常

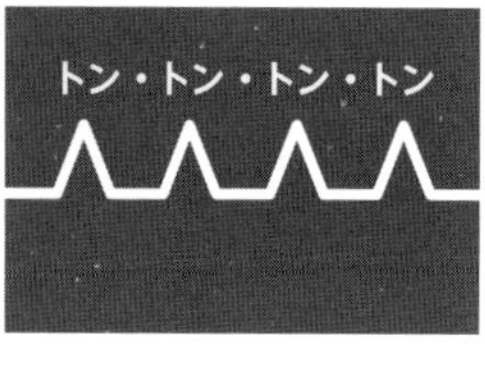

飛ぶタイプ

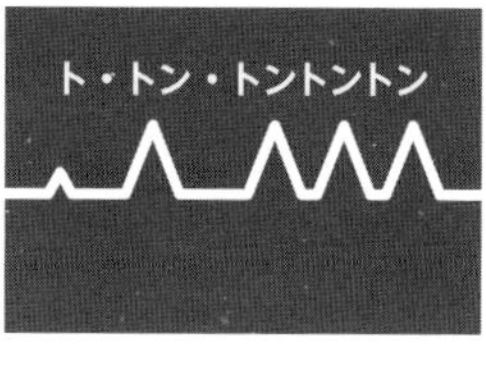

不規則なタイプ

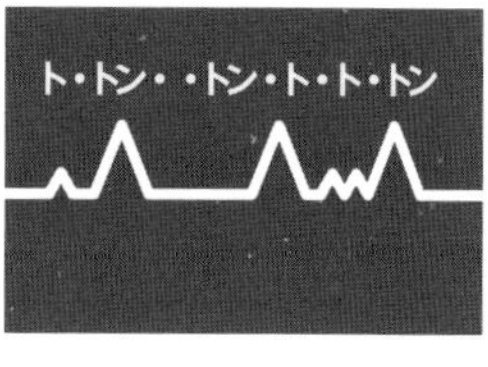

不整脈の検査方法にはどんなものがある？

問診したら触診　不安な症状はメモを

不整脈があるかないか、あるいは原因となる病気がないかを調べる際、まずは問診からはじまります。

医師からは次のようなことを聞かれます。

・どのような症状があるか？
・症状はいつからか？
・動悸はどのような感じ方か？
・何をしているときに不整脈が現れるか？
・これまでにかかった病気はあるのか？
・治療中の病気はあるか？
・突然死した家族はいないか？

他にも、胸部手術の経験があれば必ず医師に伝えましょう。

その次は、セルフチェック（Ｐ26参照）でも行った触診を医師が行います。なお、心電図検査には次の３つの種類（Ｐ28参照）があります。

心電図検査

長時間ホルター心電図検査

1日分（24時間）、または 3～7 日間の心電図を記録して、どんな種類の不整脈が「いつ」、「どの程度」出るかを調べる検査。

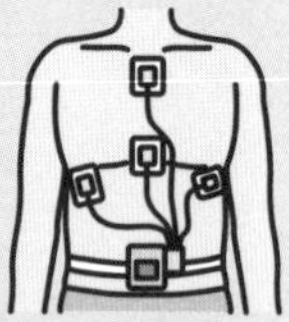

検査の流れ

1. 心電図を記録するために電極と記録器を取り付ける。
2. 記録器を取り付けたまま、いつもと同じ生活を送る。
3. 検査期間が終わったら、病院で電極と記録器を取り外す。
4. 後日、診断結果が説明される。

安静時 12 誘導心電図検査

安静時の心電図を測定する。異常があると波形がくずれ、心臓のどこに異常があるかを推定できる。

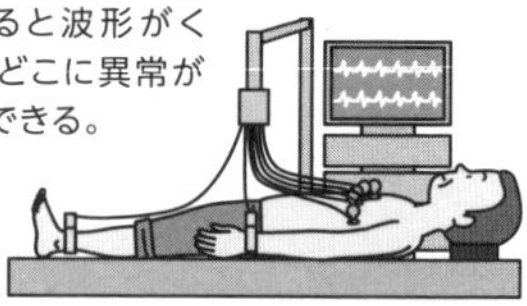

運動負荷心電図検査

通常の心電図検査では発見が難しい、運動をきっかけに引き起こされる運動誘発性不整脈を診る。

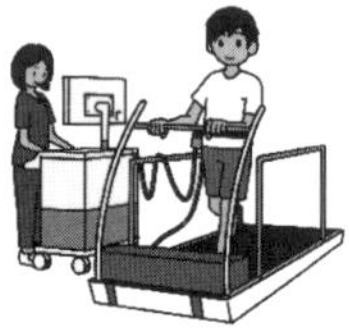

基本となる3種類の心電図検査を確認

●安静時12誘導心電図検査

不整脈だけではなく心臓病の診療では必須の検査。検査時間は15～30秒間ほど。心臓内の電気刺激の流れる様子を体の表面でとらえ、記録紙やモニターの上に波形として表されます。

●運動時負荷心電図検査

安静時の心電図で異常がない場合に、運動時の心臓への負荷を測定する検査です。

●長時間ホルター心電図検査

12誘導心電図検査の次に一般的に行われる検査。活動時や就寝時にだけ発作が起こ

血液検査

不整脈と関係のある血液中の成分の一つである「脳性ナトリウム利尿ペプチド（BNP）濃度」などを調べる。

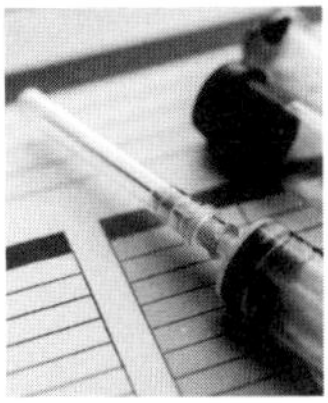

CT 検査

X線を用いて、心臓や心膜、冠動脈、さらには心臓とつながっている肺静脈などを観察。超高速で撮影する。

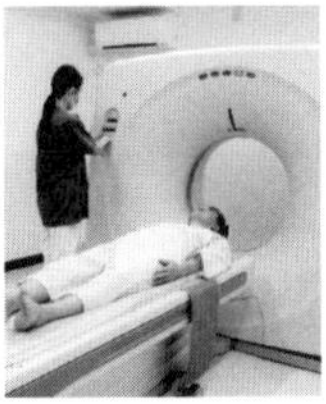

カテーテル検査

細く柔らかい管（カテーテル）を、足のつけ根などの血管から挿入し、心臓を取り巻く冠動脈までの状態を調べる。

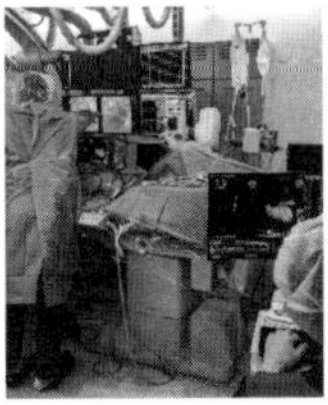

心臓超音波検査

心房や心室、心筋、弁の形状と動き、血流の方向と速度、心臓が肥大していないかなどをチェックする。

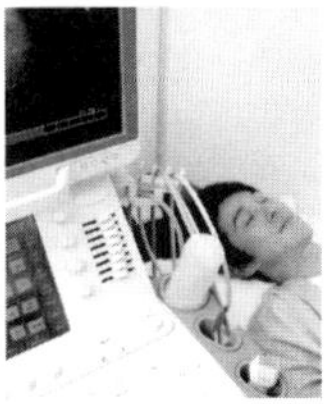

る不整脈などを調べます。ホルター心電図は小型化が進んでおり、５００円玉サイズのパッチタイプなどもあります。

原因不明の失神や、脳梗塞発症の原因が不整脈であるかを判定したい場合は、植え込み型の心電計を用いた診断が有効です。小指ほどの大きさの心電計を胸の皮下に植え込むことで、2～3年間にわたり高い精度の心電図を自動で記録することができます。

家庭用心電計を用いて、症状がある時の心電図を確認する方法もあります（P24参照）。

必要に応じて上記のCT検査、血液検査、心臓超音波検査、カテーテル検査を行い、異常があれば治療へと移ります。

不整脈の治療法にはどんなものがある？

薬物療法

大きく分けると、不整脈そのものに対する薬（抗不整脈薬）、心房細動の血栓予防薬、不安を和らげる精神安定剤（抗不安薬）の3種類がある。

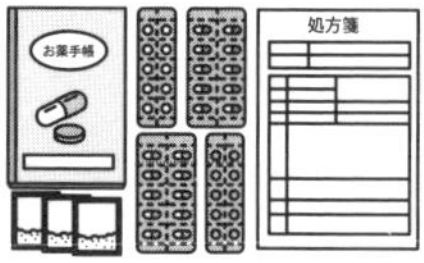

非薬物療法

カテーテルアブレーション

アブレーションの意味は「切除」。治療は2～4時間ほどで開胸しないため、体への負担が軽い。

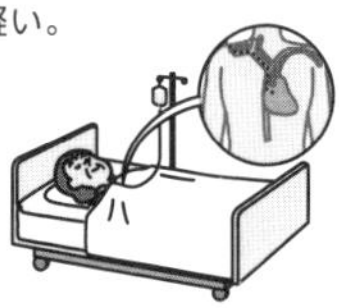

ペースメーカー

鎖骨下を5～6cm切開し、厚さ4～5mm、重さ20～30gの機器を植え込む。手術は1時間ほど。

リードレスペースメーカー

新型のペースメーカー。全長2.6cmほどのカプセル型。切開せずカテーテルを使用して右心室に取り付ける。

アブレーション治療は100%の成功率も

●期外収縮不整脈の場合

拍動回数は健康な人であれば1日約10万回ですが、脈が飛ぶ「期外収縮」の不整脈の場合、一般的に1日に100回程度、脈が飛ぶのであれば、あまり心配いりません。昔と違い、今は薬を処方しないケースがほとんどです。生活習慣を改善するだけで発作が出

細長い管を挿入して行うアブレーション治療

不整脈の原因部位をカテーテルの先端を用いて破壊する。不整脈の種類によって異なるが、通常型心房粗動なら100％の成功率。

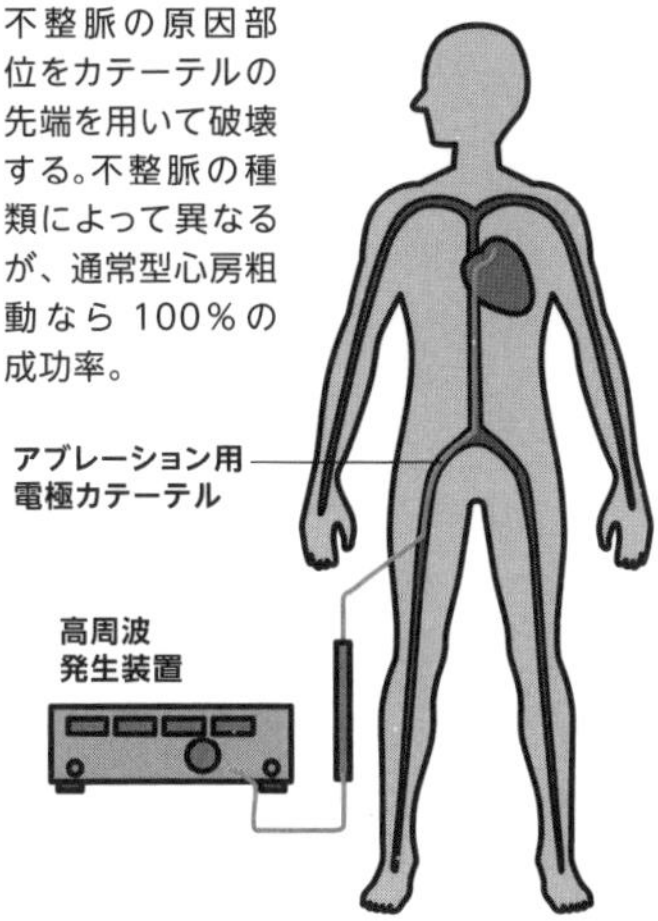

心臓を電流で刺激するペースメーカー

洞結節の代わりに人工的な電気刺激を心筋に送って心臓の拍動を保つ機器。一般に、徐脈性不整脈の治療で用いられる。強い電磁波や感電による影響を受けるため、日常生活での注意が必要。

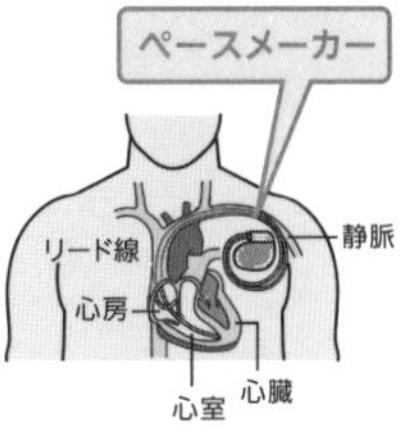

徐脈性心房細動の治療に適応される。現状は電池交換ができないため、電池残量が減った場合は２個目を挿入する。

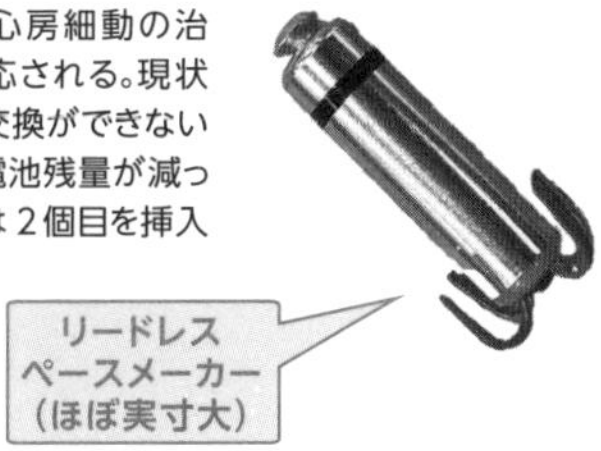

なくなるケースが多いためです。脈が飛ぶのが気になる人には精神安定剤が処方されることもあります。もし、1日に2~3万回以上も期外収縮が出現してつらい場合は、カテーテルアブレーション治療を検討します。

● 頻脈性不整脈の場合

「心房細動」の場合は根治を目指して主にカテーテルアブレーション治療、または一部外科手術を行うか、薬物治療でうまくつきあっていくかの2つの選択肢があります。通常型の「心房粗動」の治療はカテーテルアブレーション治療で100%の確率で根治でき、再発する心配もありません。「心房頻拍」の第一の選択は抗不整脈薬ですが、効果がない場合や副作用が強い場合は、カテーテルアブレーションの適応となります。

また近年は、バルーンアブレーションという新しい手法も行われるようになりました。風船型のカテーテルを用いた治療で、レーザー・冷却・高周波を使う3種類があります。従来の治療に比べて機器の操作がしやすく、手術時間の短縮・治療成績の向上が報告されています。

●カテーテルアブレーション
治療対象になる頻脈性不整脈

・発作性頻拍　・心房頻拍
・心房細動　　・心室頻拍
・心房粗動　　・上室／心室期外収縮…など

進行が軽度の発作性頻拍の成功率は約90％、中程度に進行した持続性心房細動は70〜80％、長期持続性心房細動は50〜60％です。

徐脈性不整脈の治療法はペースメーカーのみ

「徐脈性不整脈」の場合は、一般的に薬物療法では対応できず、ペースメーカーの植え込みが唯一の治療法とされています。ペースメーカーは不整脈の発作が起こって拍動が遅くなると、自動的に電気刺激を心筋に送り、心拍数を増やして正常に維持します。

手術は局所麻酔で痛みはほとんどなく、体への負担も小さいため、高齢者や既往症のある方でも比較的安全に行えます。ただし、外部からの電磁波や電気機器の影響を受けるので、誤作動を起こさないよう日常生活での注意が必要です。

不整脈ではどんな薬を飲むことが多い？

抗不整脈薬は３つ　目的は根治ではなく抑制

不整脈に用いる薬は、不整脈を根治するものではありません。症状の抑制や予防が目的で、主に次の３つがあげられます。

①抗不整脈薬
②心房細動の血栓予防薬
③不安を和らげる精神安定薬

脈が速い「頻発性不整脈」には、①が用いられ、「心拍のリズムを整える薬」「心拍数を少なくする薬」「心拍を速くする薬」の３種類があります。

発作がたまにしか出ない方は、発作が起こったときだけ頓服する方法もあります。進行が軽度である「発作性心房細動」の場合は、カテーテルアブレーション治療のほうが、薬よりも再発率が低いと報告されています。

●心拍のリズムを整える薬

心房や心室に作用して、興奮を抑え、乱

れた拍動のリズムを整えて発作を起こりにくくするものです。代表的なものがナトリウムイオンの流入を遅らせて心筋細胞の興奮を遅延させる「ナトリウムチャネル遮断薬」と、カリウムが細胞外に出るのを抑える「カリウムチャネル遮断薬」の2つです。

●心拍数を少なくする薬

β遮断薬、ジギタリス薬、カルシウム拮抗薬の3種類です。

●心拍数を速くする薬

脈が遅くなる「徐脈性不整脈」の治療の中心はペースメーカーの植え込みです（P30参照）。しかし、希望しない患者さんや全身状態が低下している高齢者の方などへは、薬物治療が用いられます。

心房細動で生じやすい血栓を予防する抗凝固薬

次に「心房細動の血栓予防薬」についてお話しします。心房細動でもっとも懸念される、心房内で血栓ができるのを防ぐ薬が抗凝固薬です。代表的な薬がワルファリンです。ワルファリンは、血液中の凝固成分を増やすビタミンKの働きを阻害し、血栓をつくりにくくするものです。効果が高いメリットがある一方で、効きすぎると消化管出血や脳出血などの副作用を起こすことがあります。そのため、1〜2か月ごとに採血して服用量を調整します。また、ビタミンKを多く含む

主な抗不整脈薬

	種類	代表的な薬剤名	効果
心拍数を抑える	β遮断薬	アテノロール、ビソプロロールフマル酸塩	交感神経の働きを抑える。
	ジギタリス薬	ジゴキシン	副交感神経の働きを高める。
	カルシウム拮抗薬	ベラパミル塩酸塩、ジルチアゼム塩酸塩	心臓の興奮の持続を抑える。
脈拍のリズムを整える	ナトリウムチャネル遮断薬	ジソピラミド、ジベンゾリンコハク酸塩	心筋細胞の興奮を遅らせて、乱れた脈を整える。
	カリウムチャネル遮断薬	アミオダロン塩酸塩	心臓が拡張する時間を延長させて、乱れた脈を整える。

主な抗凝固薬

種類	代表的な薬剤名	効果
抗血栓薬（抗凝固薬）	ワルファリン	ビタミンKの働きを抑えて血液を固まりにくくし、血栓ができるのを防ぐ。納豆を食べると、腸内でビタミンKが合成され、ワルファリンの効果を弱めてしまう可能性がある。
直接作用型経口抗凝固薬（DOAC）	リバーロキサバン、アピキサバン、エドキサバン、ダビガトラン	血液を固める凝固因子に直接作用する。薬の効き具合の個人差が少なく、脳出血がワルファリンよりも起こりにくい。食品の制限はないが、重度の腎機能低下の場合は使用できない。

食品を摂取すると、薬の効果を弱めてしまう恐れがあります（P64参照）。

２０１１年以降、ワルファリンのマイナス部分を解消する画期的な薬が次々に登場してきました。それが直接作用型経口抗凝固薬（DOAC《ドアック》）です。メリットは次の３つです。

・薬の効き方に個人差が少ない
・ワルファリンのように服用量を微調整する必要がない
・食品の制限が必要ない

一方、デメリットとしては、重度に腎機能が低下している人には使えず、高価なこと。脳出血の頻度はワルファリンに比べ起こりにくいものの、消化管出血は多いという報告もあります。

不整脈Q&A

QUESTION ANSWER

Q 不整脈があると新型コロナウイルス感染症が重症化しますか？

A 血管内皮細胞が傷んでいると悪化しやすい

新型コロナウイルスへの感染で、肺炎を発症することはよく知られていますが、じつは心臓にも悪影響をおよぼします。肺炎になると酸素の供給量が不足することで、血液ポンプの役割をする心臓の負担が増えて心臓が弱り、不整脈が悪化する可能性が高くなります。これまでの報告では、新型コロナウイルス感染症の患者は、循環器系の既往歴を持つ確率が高くて重症化しやすく、死亡率も高くなることがわかっています。

新型コロナウイルスが体内各所に入り込むのは、血管の内皮細胞がかかわっています。高血圧や糖尿病、肥満などで血管に炎症が起こると、炎症部分を修復するためにACE2という酵素が発現します。新型コロナウイルスは、このACE2を使って細胞内に溶け込みます。ACE2は炎症が起きやすいのどや、肺胞にも発現するので、若い人でも感染時にその周辺に症状が出ますが、若年層はあまり重症化しません。私はこれは血管内皮細胞が健康だからと考えています。一方で、高齢者などは血管内皮細胞が傷んでいるので、重症化しやすいのです。

新型コロナウイルスに感染すると後遺症が長引くケースが多く報告されています。感染して重症化しないためにも、日頃から「ゆっくり呼吸法」「呼吸筋ストレッチ」「規則正しい生活」「快眠」「栄養バランスのとれた食生活」などで、血管内皮細胞をケアすることが大切です。

第2章

不整脈を予防・改善する呼吸法とストレッチ

動悸や息切れ、脈飛び、息苦しさなど
不整脈の症状の原因となる
自律神経の乱れを整え、
心臓の不調や高血圧、
認知症などを予防・改善。
いつでも、どこでも、どなたでも、
手軽にできるセルフケアを紹介します。

不整脈に効く呼吸法とはどんなもの？

鼻から吸う呼吸が不整脈を改善する理由とは

自分の呼吸に意識を向けてみましょう。ここで紹介するお腹がふくらむ腹式呼吸によって、自律神経が集中している横隔膜の付近が大きく上下し、乱れた自律神経バランスが徐々に整っていきます。

血管内皮細胞が若返る

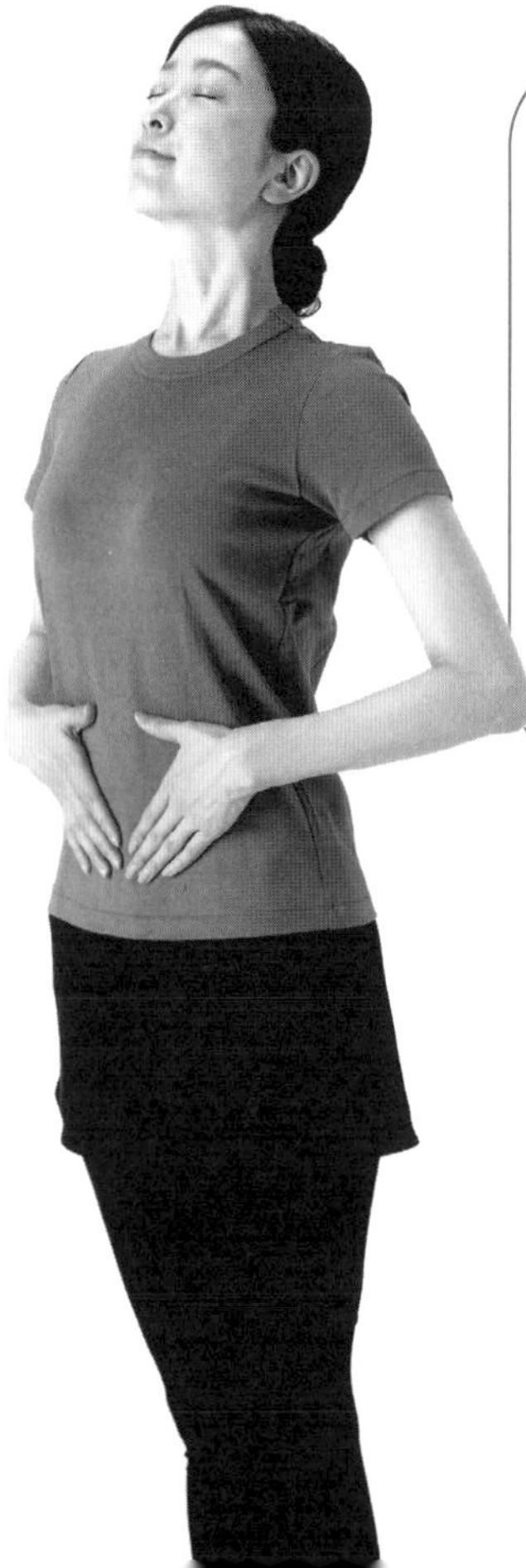

血管のもっとも内側にある血管内皮細胞は人体で最大面積の内分泌器官。NO（一酸化窒素）を生み出し、このNOが血管を広げる働きをしています。呼吸によって自律神経の乱れが整えば、NO放出量が増え、血管内皮細胞が若返って動脈硬化を防ぎます。また、鼻から息を吸うことで、鼻腔の毛細血管からNOが発生し、全身に運ばれます。

胸式呼吸と腹式呼吸とは

胸式呼吸

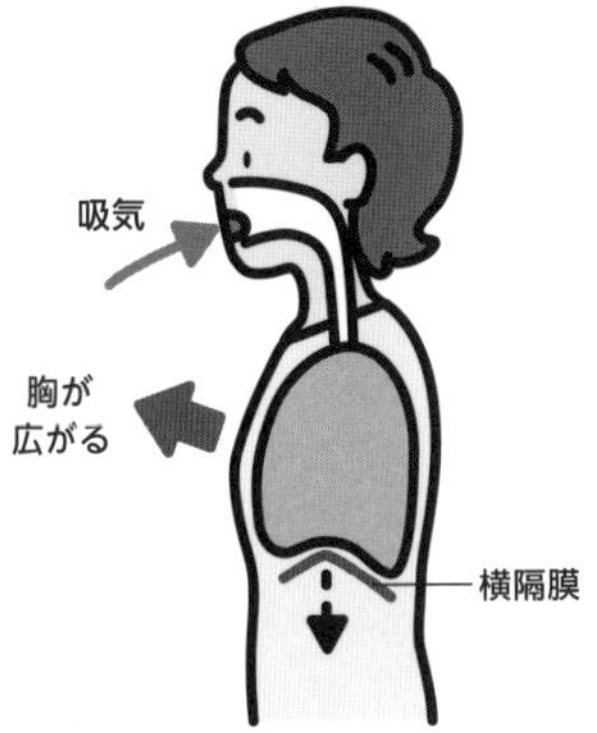

胸郭（肋骨や胸椎などで囲われた部分）がふくらむ呼吸。パソコン作業など何かに集中しているときやストレスがかかったとき、緊張しているときに行っていることが多い。息を吸うときに胸（胸郭）がふくらみ、吐くときに胸がへこむ。横隔膜の動きは小さい。

腹式呼吸

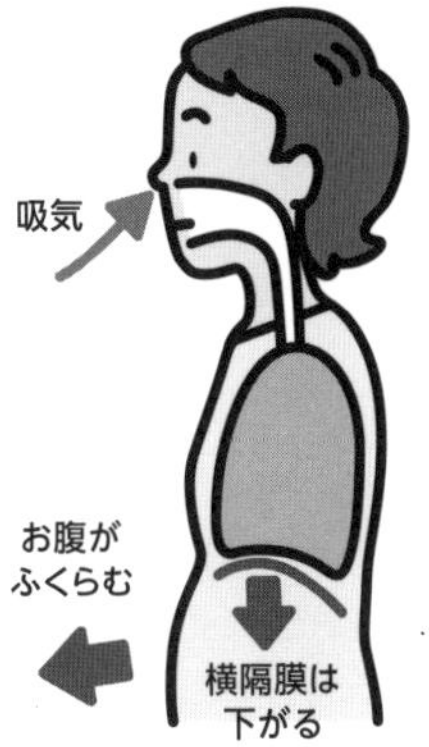

お腹がふくらむ（ふくらませる）長く、深い呼吸。睡眠時や安静時に行っていることが多い。息を吸うとお腹がふくらみ腹圧が高まって横隔膜が下がり、息を吐くときにお腹がへこんで横隔膜が上がる。P40の「ゆっくり呼吸法」は、横隔膜が上下する腹式呼吸と同じタイプ。

POINT

鼻から吸う腹式呼吸はメリットがいっぱい

体内のNO（一酸化窒素）が増え、血管を広げて守ることで次のような効果が期待できる。

- 血液循環の改善
- 血圧の安定
- 気管支喘息の改善
- 認知症の改善
- ストレス軽減
- 不安感とうつの改善
- パーキンソン病の改善
- パニック障害（呼吸困難）の予防
- 心臓病の発作予防

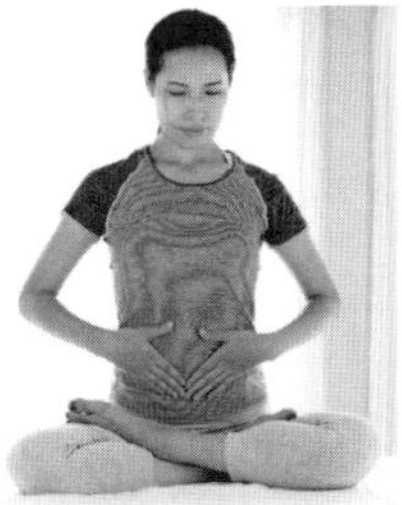

※鼻から吸って鼻から吐くことが理想ですが、慣れるまでは口を使って呼吸することもやむを得ません。無理に力まないことが大切です。

仰向けで行う「ゆっくり呼吸法」

手軽に腹式呼吸が身につく方法

はじめは腹式呼吸を難しいと感じるかもしれませんが、横たわり硬い床で行うことによって肩甲骨の動きが制限されるため、強制的に腹式呼吸が身につく方法です。畳やフローリングなどの床の上で「ゆっくり呼吸法」を行いましょう。

1 お腹に手を当て、お腹に空気を入れるイメージで、ゆっくりと鼻から息を吸う。

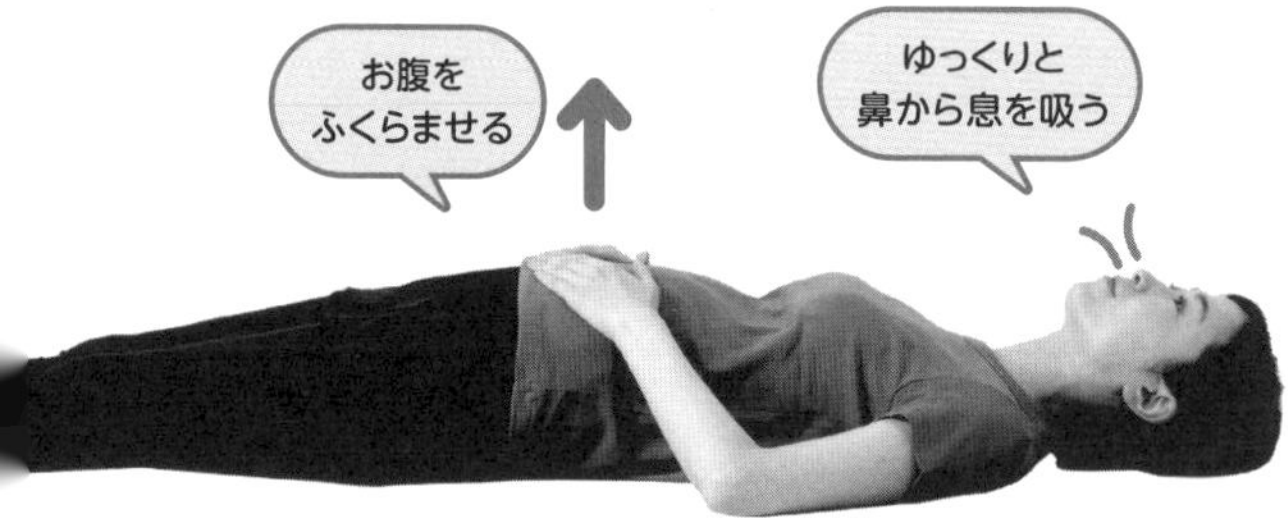
お腹をふくらませる
ゆっくりと鼻から息を吸う

お腹がふくらむ動きがよくわかるように、お腹に手を当てたまま息を吸う。

POINT

不安や緊張、ストレスを感じた時に実践しよう

お腹のふくらみがわかるように手はお腹に置きます。不整脈は、不安や緊張、ストレスを感じたときに起こりやすいので、ドキドキしてきたなと感じたらやってみましょう。
普段から意識的に生活のなかに取り入れ、不整脈を予防しましょう。就寝前に行えば、安眠作用もあります。呼吸に集中して楽しいことを考えて行うと、幸せホルモン・セロトニンが分泌されやすくなり、脈を安定させ、相乗効果が高まります。

② 「んー」と発音しながら、息を吸ったときの2倍の時間をかけて、力まず鼻からゆっくり息を吐きだす。

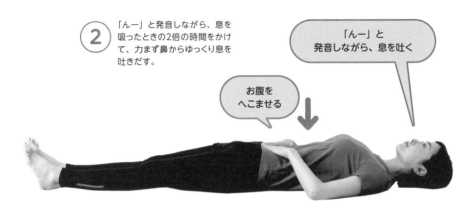

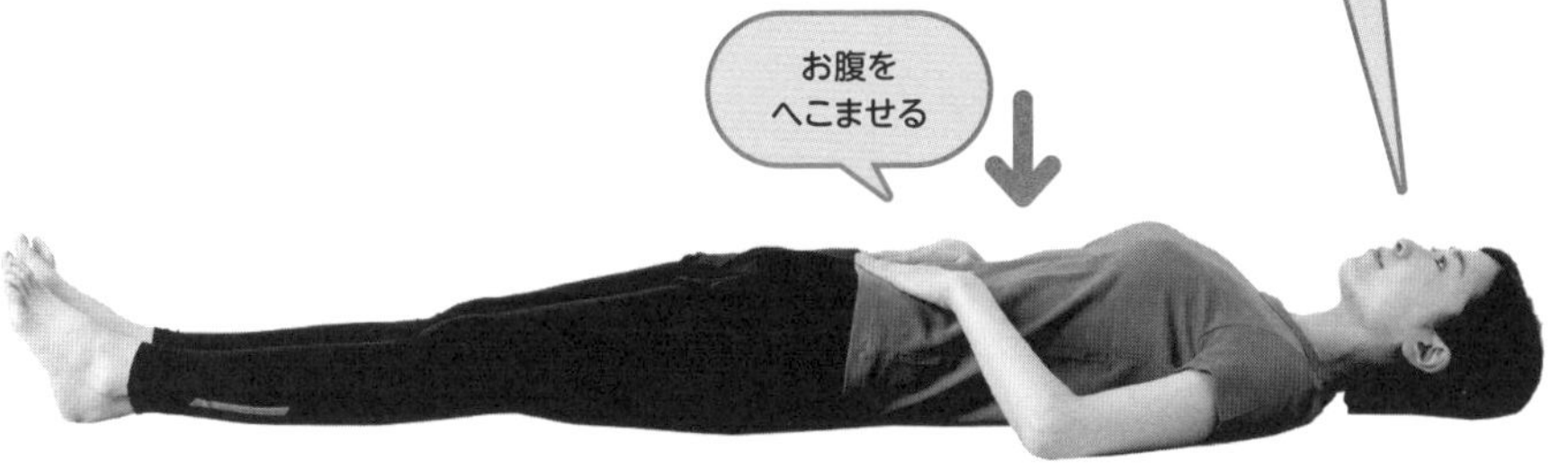
「んー」と
発音しながら、息を吐く
お腹を
へこませる

息を鼻から吐くのがつらいときは、口をすぼめて口から細く、長く息を吐いてみる。

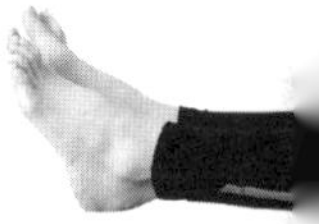

POINT

仰向けがつらい場合はひざを立てる

腰痛や背骨の歪みなどがあって仰向けの姿勢がつらい方もいるでしょう。その場合は、無理をしなくても大丈夫です。ひざを立てて「ゆっくり呼吸法」を行ってみてください。また、首や肩がつらい方は、自分に合った枕を使用してみましょう。

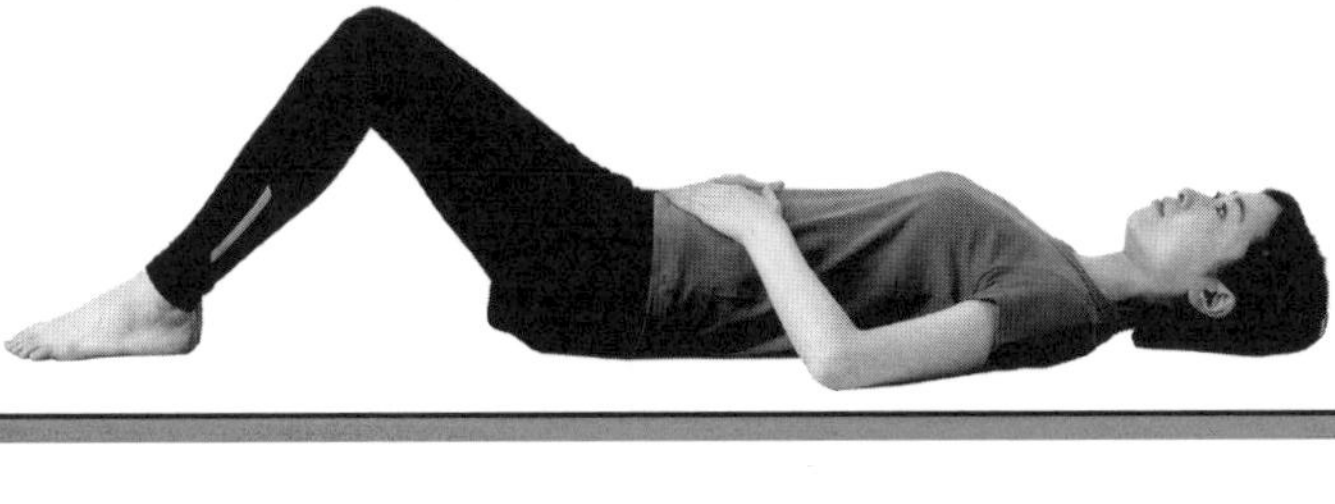

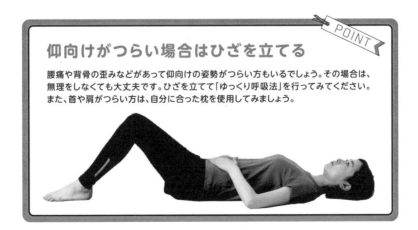

座って行う「ゆっくり呼吸法」

イスに座ったまま自律神経を整える

ストレスがたまってきてイライラする、不安で胸が息苦しい、ドキドキする、動悸がするといった場合に行います。仕事中でも外出中でも、いつでもどこでも座ったままでできる自律神経を安定させる呼吸法です。

1 キャスターのない安定したイスに座って背筋を伸ばす。足裏は床にしっかりつける。

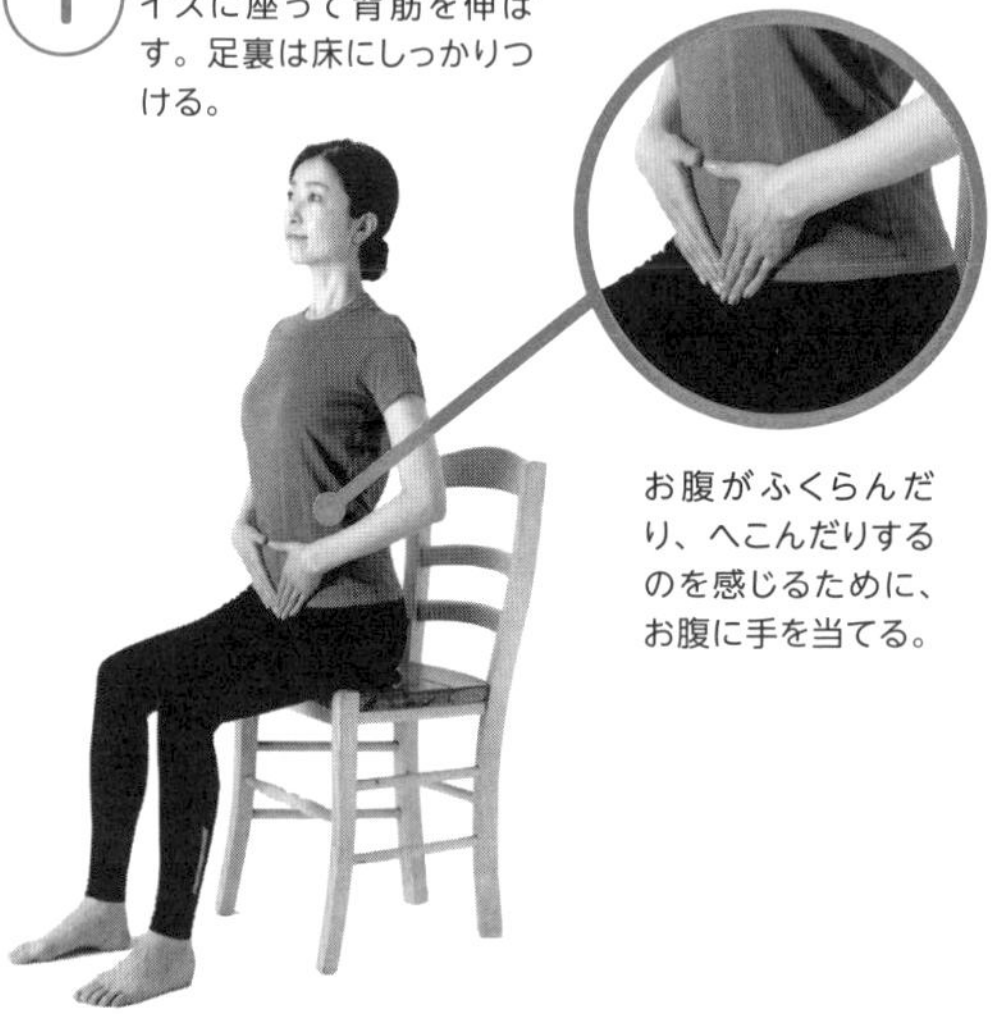

お腹がふくらんだり、へこんだりするのを感じるために、お腹に手を当てる。

POINT

仕事中や移動中に手軽に実践

動かないイスの上に、骨盤を立てて座ります。両脚は肩幅に開き、足の裏はしっかり床につけましょう。肩やお腹をリラックスさせて座ることが大切です。お腹のふくらみがわかるように手はお腹に置きます。電車の中や仕事中でも、緊張やストレスを感じたらいつでも行いましょう。目がチカチカしたり、ふらつく異常を感じたら、すぐに中止します。

2 お腹に手を当て、お腹に空気を入れるイメージで、ゆっくりと鼻から息を吸う。

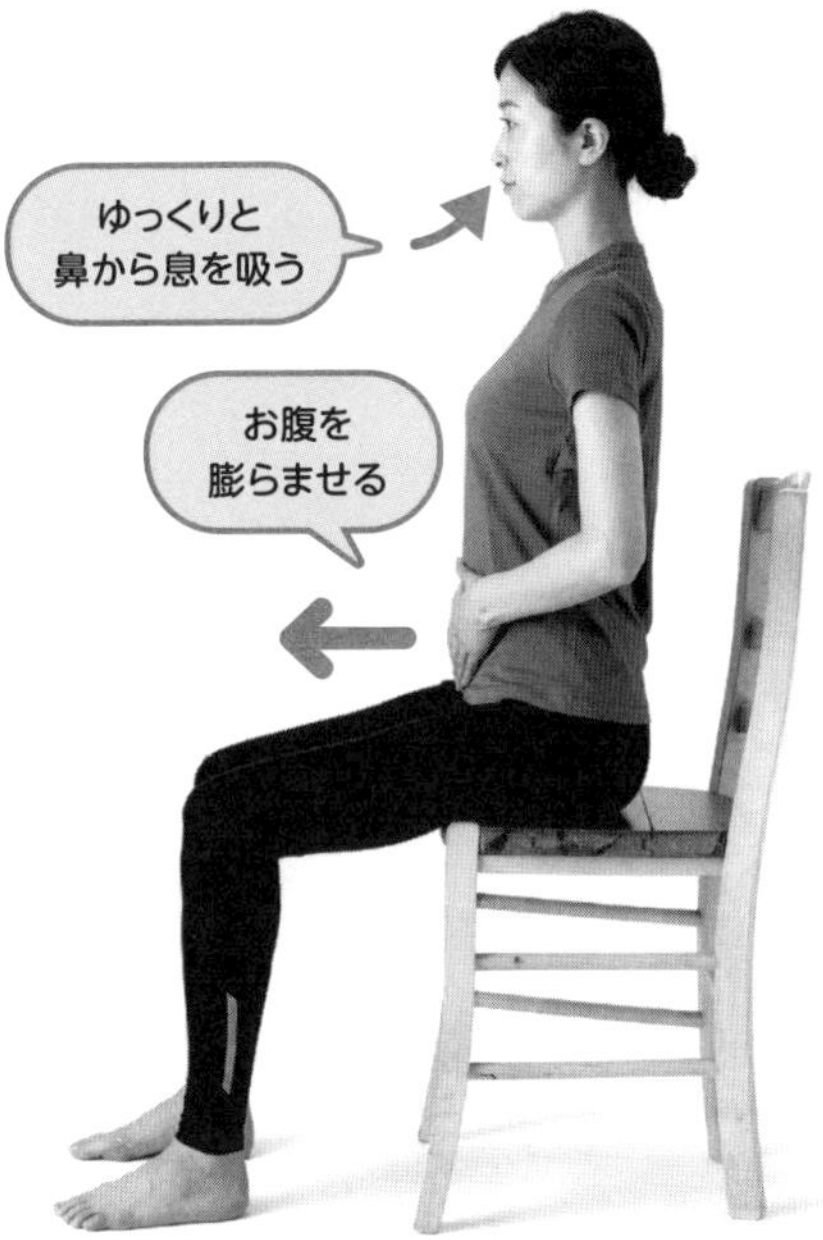
ゆっくりと
鼻から息を吸う
お腹を
膨らませる

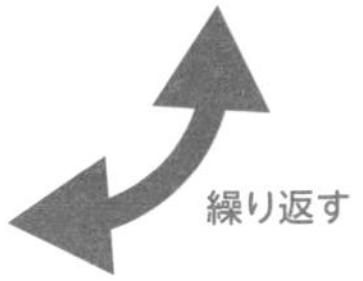
繰り返す

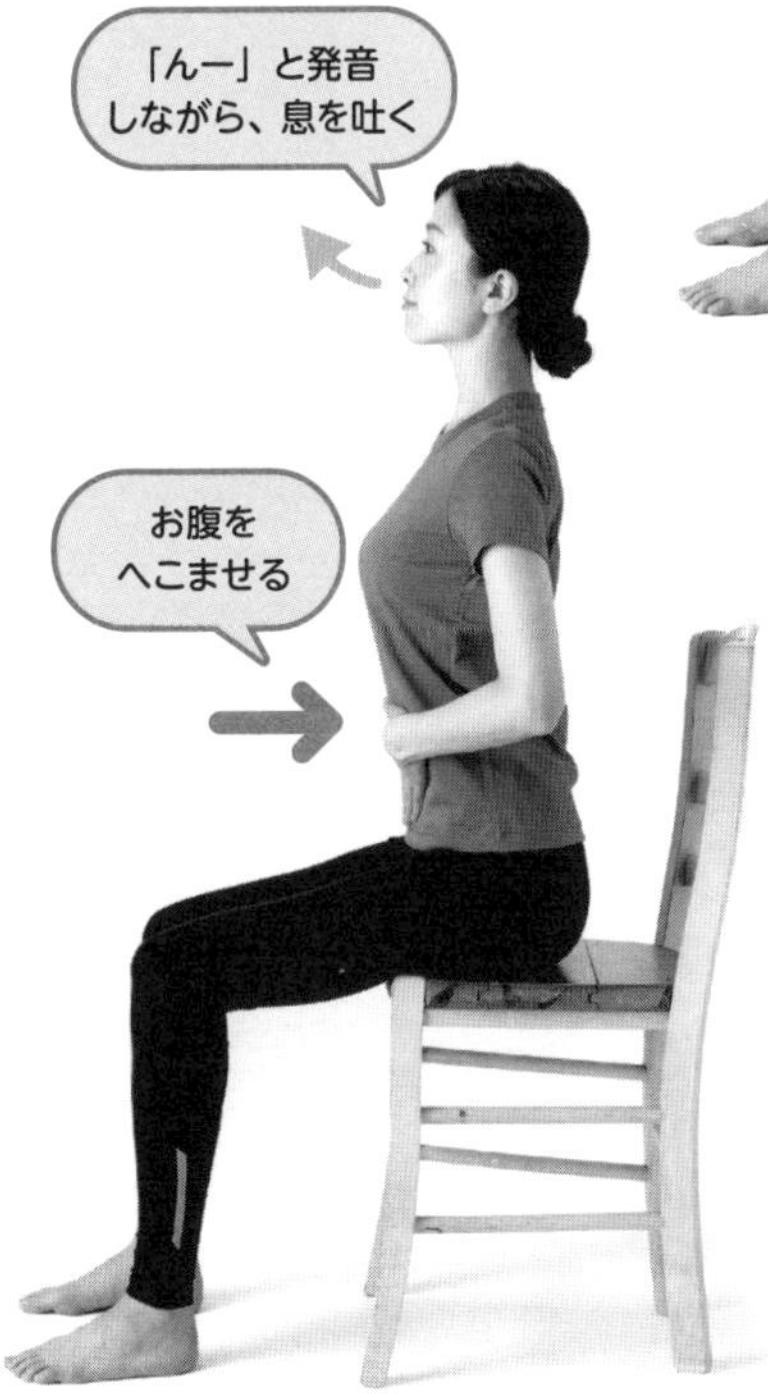
「んー」と発音
しながら、息を吐く
お腹を
へこませる

3 「んー」と発音しながら、息を吸ったときの2倍の時間をかけて鼻から吐く。

深い呼吸につながる「呼吸筋ストレッチ」①

呼吸筋ストレッチ1

横隔膜の動きをサポートしている呼吸筋を柔軟にするストレッチです。浅い呼吸を「呼吸筋ストレッチ」で深い呼吸ができるようにしていきます。深い呼吸ができるようになれば、不整脈の予防・改善につながります。

※呼吸筋ストレッチは本間生夫氏(昭和大学名誉教授)が考案。

① 脚を肩幅に開き背筋を伸ばし、手を頭の後ろで組む。ゆっくり鼻から息を吸う。

② 口をすぼめて息を吐きながら、手のひらを下に向け、両腕を上に伸ばして背伸びする。

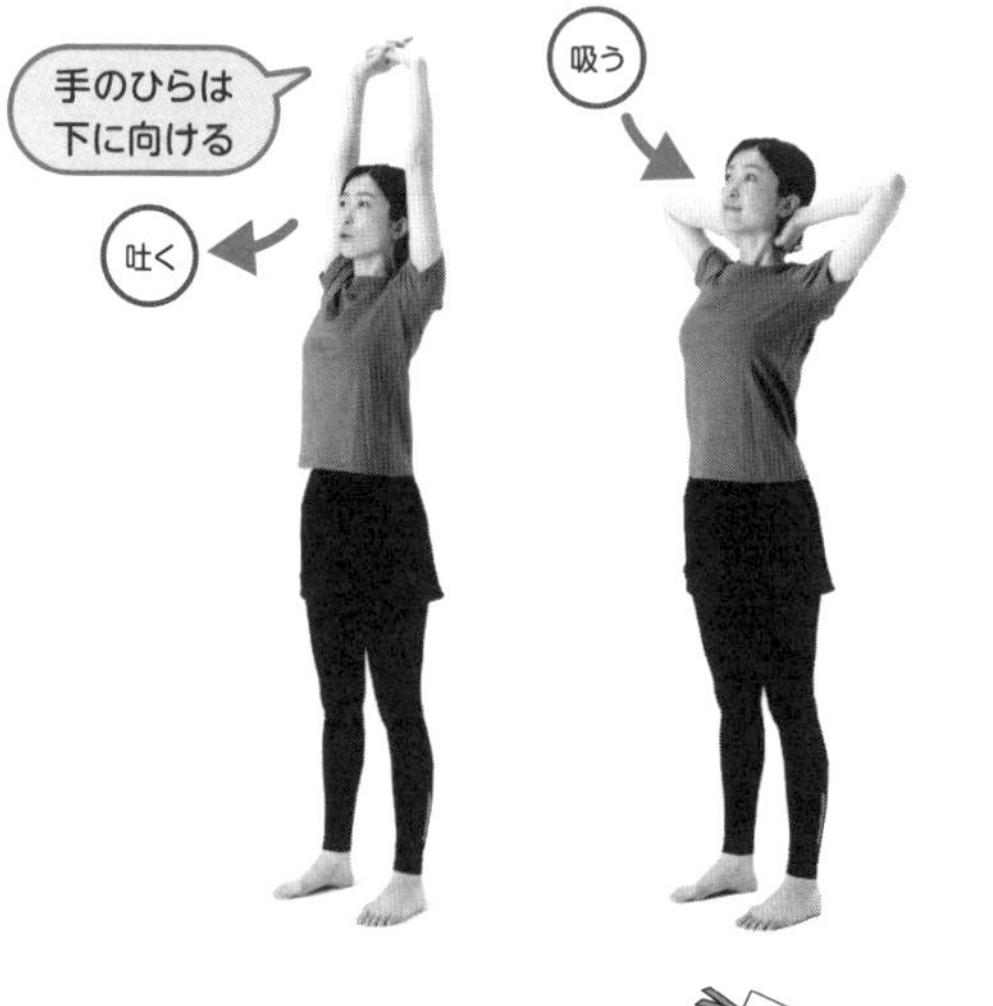

POINT

腕を伸ばすときはひじも伸ばす

吐くときは、吸ったときの2倍の時間をかけて、勢いをつけずにゆっくり吐きましょう。しっかり、かかとをつけて床に立ちます。関節を痛める原因になるので、両腕を上に伸ばすときは、手のひらを下向きのまま行います。両腕を上に伸ばすときは、ひじも伸ばします。肩が痛くて上がらない人は、無理に行わないでください。

３　かかとは床につけたまま、息をすべて吐き切る。

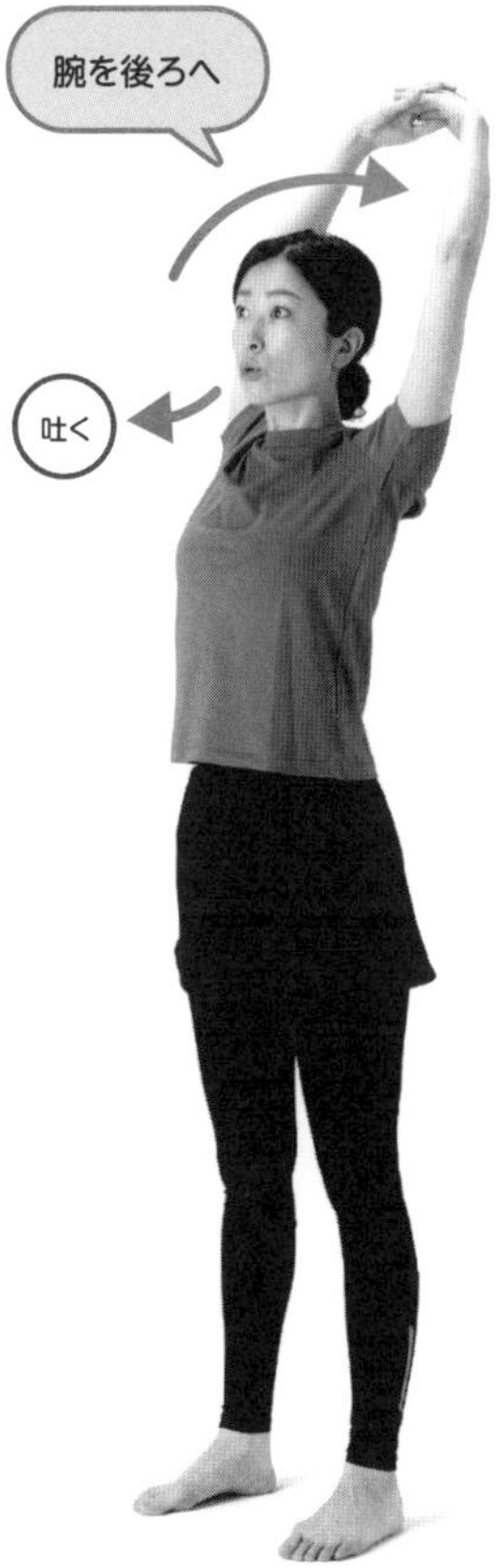

４　息を吐き切ったら、組んだ手を頭の後ろに戻して①の姿勢に戻る。

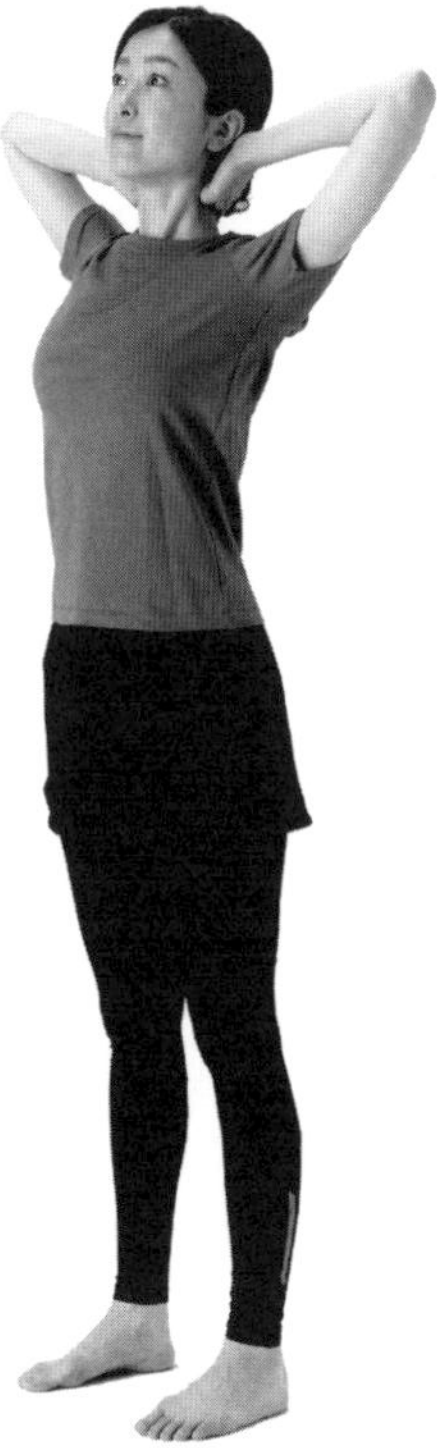

NG ポーズ

手のひらを返して上向きになっていると、関節を痛めやすい。手のひらは下に向けてストレッチするようにしよう。

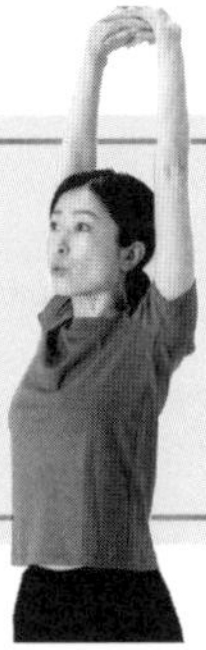

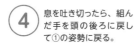

呼吸筋ストレッチ 2

P44と同じく、横隔膜の動きをサポートしている呼吸筋を柔軟にして、浅い呼吸を深い呼吸にする「呼吸筋ストレッチ」。肩甲骨を外に開いて背中を丸め、肋骨と胸椎など肺を囲む胸郭を柔軟にします。

1 脚は肩幅に開き背筋を伸ばし、手を胸の前で組む。鼻から息を吸い、口から吐く。

2 鼻から半分程度、息を吸いながらひざを軽く曲げ、腕を少しずつ前に伸ばしていく。

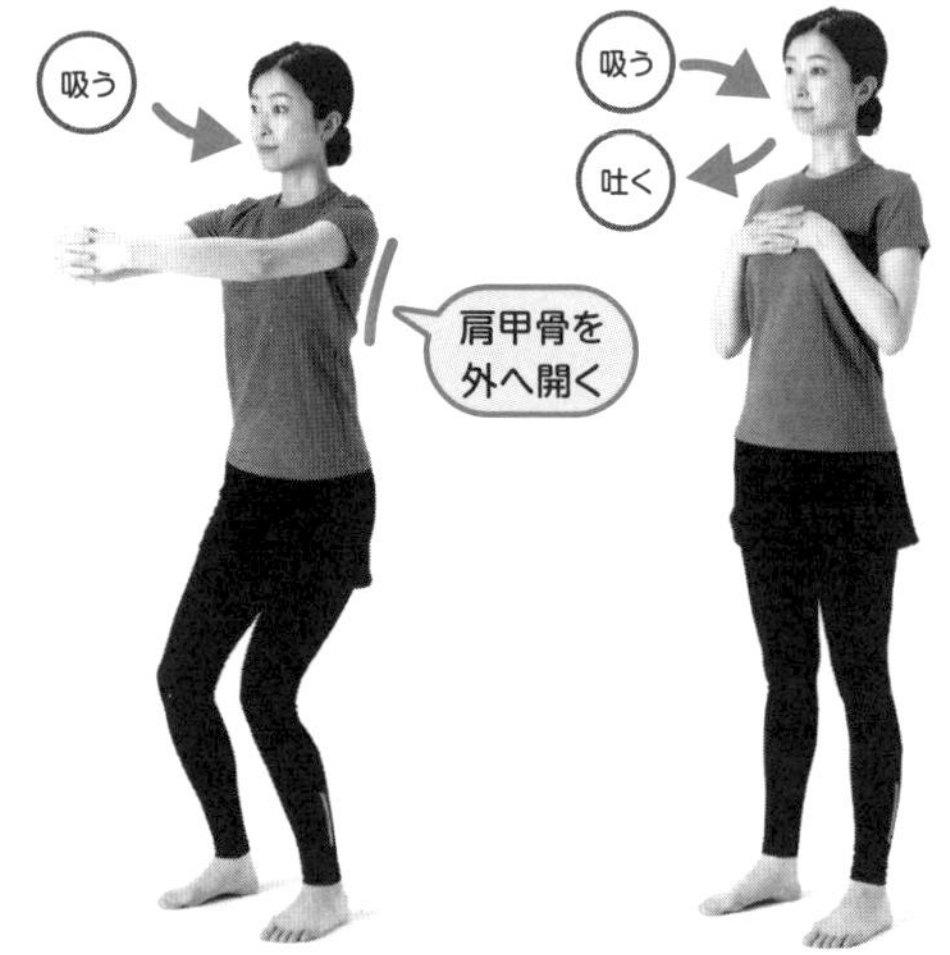

POINT

大きなボールを抱えるイメージで

脚は肩幅に開きます。ゆっくり鼻から息を吸って、ゆっくり口から吐きましょう。重心をかかとに置いて、肩甲骨を外に開いていくイメージで、腕を少しずつ前方に伸ばしていきます。背中を丸めるときは、大きなボールを抱えるイメージで両腕を伸ばしましょう。お尻は突き出さないようにして、おへそをへこませ、のぞき込むようにします。

3 そのまま続けて、鼻から息を吸い切るまで腕を伸ばし、背中を丸めて、下を向く。

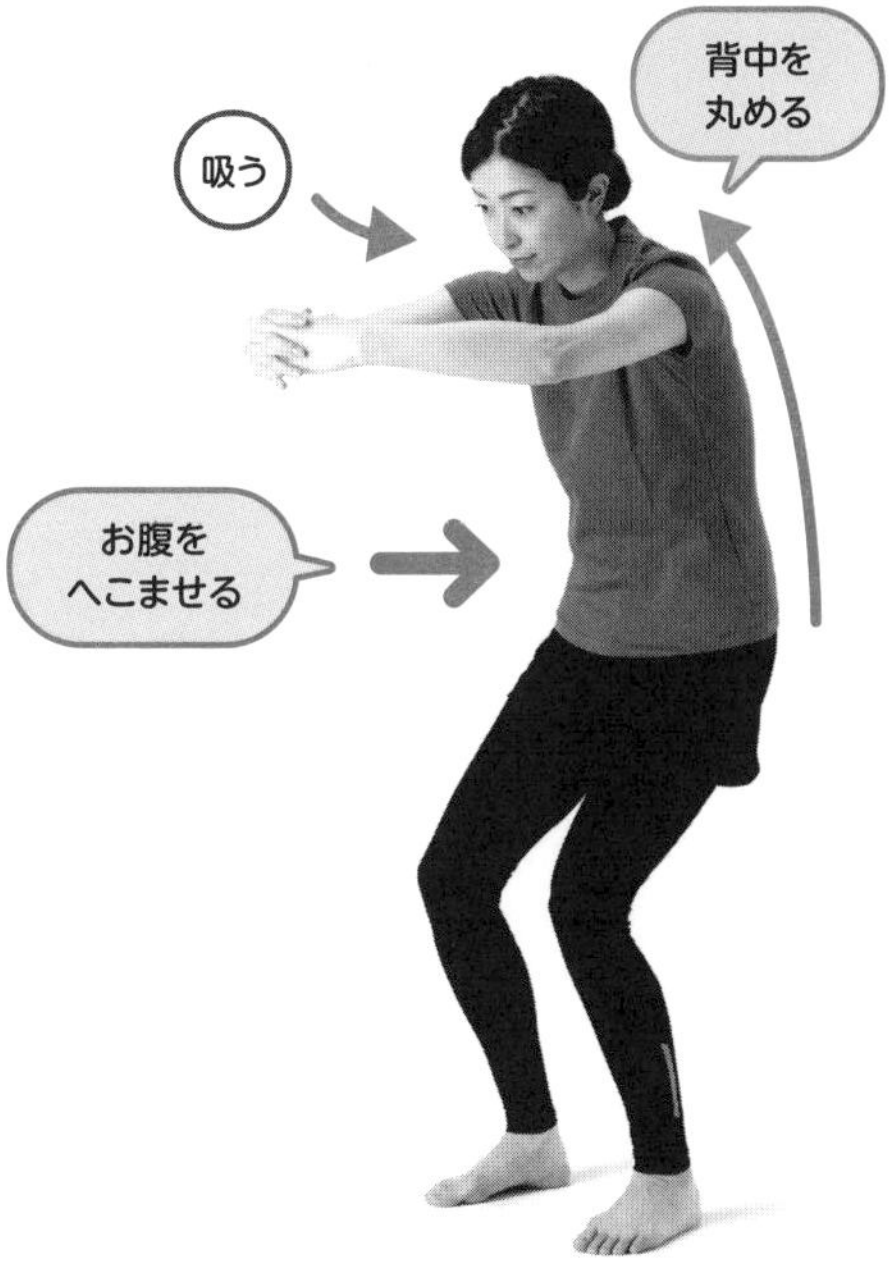
背中を
丸める
吸う
お腹を
へこませる

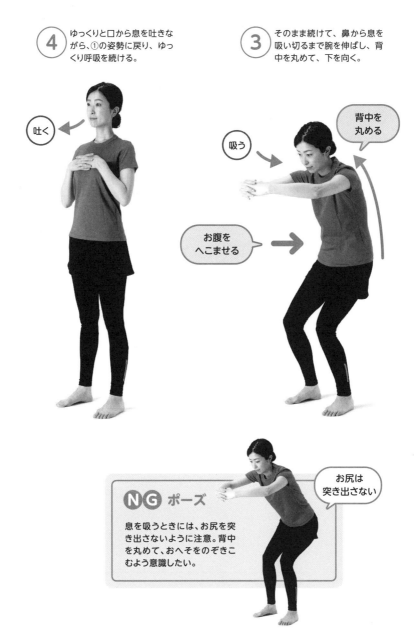

4 ゆっくりと口から息を吐きながら、①の姿勢に戻り、ゆっくり呼吸を続ける。

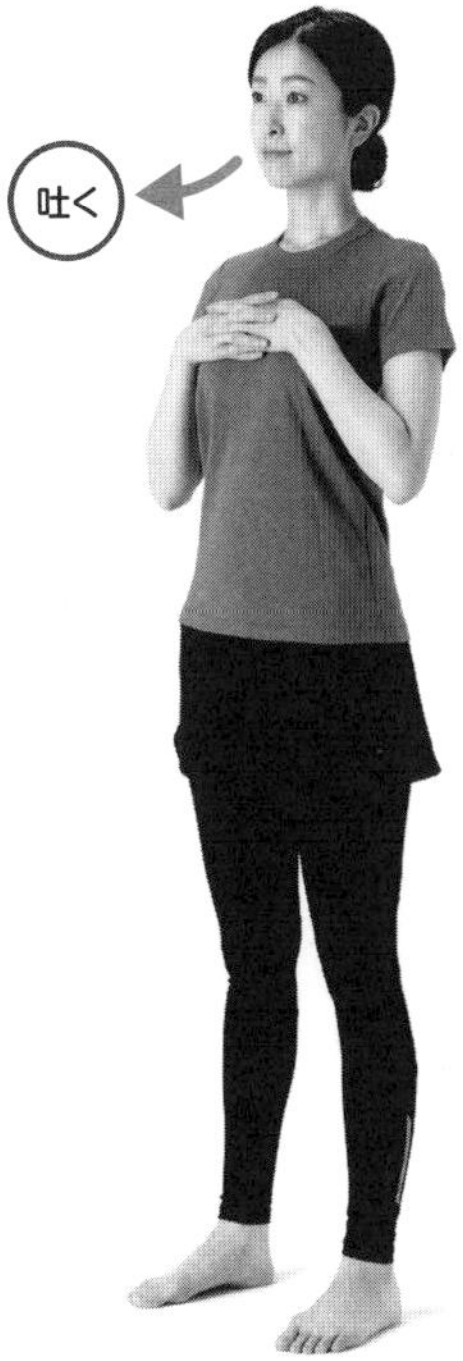
吐く

NG ポーズ

息を吸うときには、お尻を突き出さないように注意。背中を丸めて、おへそをのぞきこむよう意識したい。

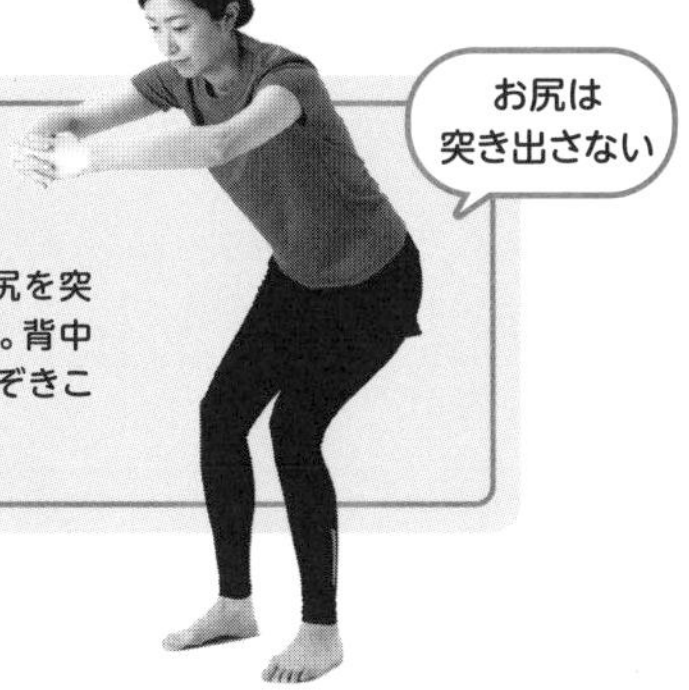
お尻は
突き出さない

不整脈Q&A

QUESTION ANSWER

Q 不整脈に効くツボはありますか？

A 内関《ないかん》、神門《しんもん》、心兪《しんゆ》などのツボがある

ツボ刺激には自律神経のバランスを整え、心臓や血管の興奮を抑える作用があります。その効果は、抗不整脈薬を飲んだグループと同等の効果があるということが、イタリアのミラノ大学で行った研究によって科学的にも証明されています。

心房細動に効果があるツボが次の3つです。

● **内関**（腕の内側にある2本の縦の筋の間で、手首の一番太いしわから、ひじに向けて指3本分）

● **神門**（手首の横じわの上、小指側にあるくぼみ）

● **心兪**（首を前に倒したときに首の後ろのでっぱる骨を1番目とし、脊椎の上から5番目と6番目の間で、背骨の中心から指2本分外）

押し方のポイント

・親指を使って押す
・強さはイタ気持ちいいくらい
・リラックスした状態になって心を落ち着かせる
・息をゆっくり吐きながら5秒間ツボを押す
・息をゆっくり吸いながら指の力を抜く
・1か所につき5～10回が目安
・1日朝晩の2回

ツボ刺激は、症状が出たときや再発予防のために毎日の習慣にしていきましょう。

第3章

不整脈を予防・改善する日常生活のポイント

不整脈を予防・改善するには、
心身のバランスを保ち、
自律神経を安定させることが大切です。
栄養を考えた食生活や規則正しい睡眠、
ストレスの解消法など、
日常生活の過ごし方のポイントを
紹介します。

オリーブオイル多めのバランス食で不整脈を予防・改善

毎日の食事で大切な心臓によい油の摂取

オリーブオイルにはオレイン酸が豊富に含まれ、動脈硬化を予防する高い効果があります。スペインのナバラ大学の研究では、エクストラバージンオリーブオイルを1日50㎖以上摂取したグループは、低脂肪食のグループより心房細動の発症リスクが38％も有意に低下したという報告があります。

他にも心臓にいい油として、DHA、EPA、菜種油、アマニ油、エゴマ油があげられます。反対に避けたい油は、バター、サラダ油、ごま油、ココナッツ油、マーガリン、ショートニングです。毎日の食事で油と上手につきあって、不整脈を予防・改善していきましょう。

バランスのよい食事で心臓を健康にしよう

副菜にはこれらの食材を活用しよう

血管を強くする栄養素が豊富な食材は、積極的に摂取しよう。これらの食材を意識的に使うことが、食生活改善の近道になる。

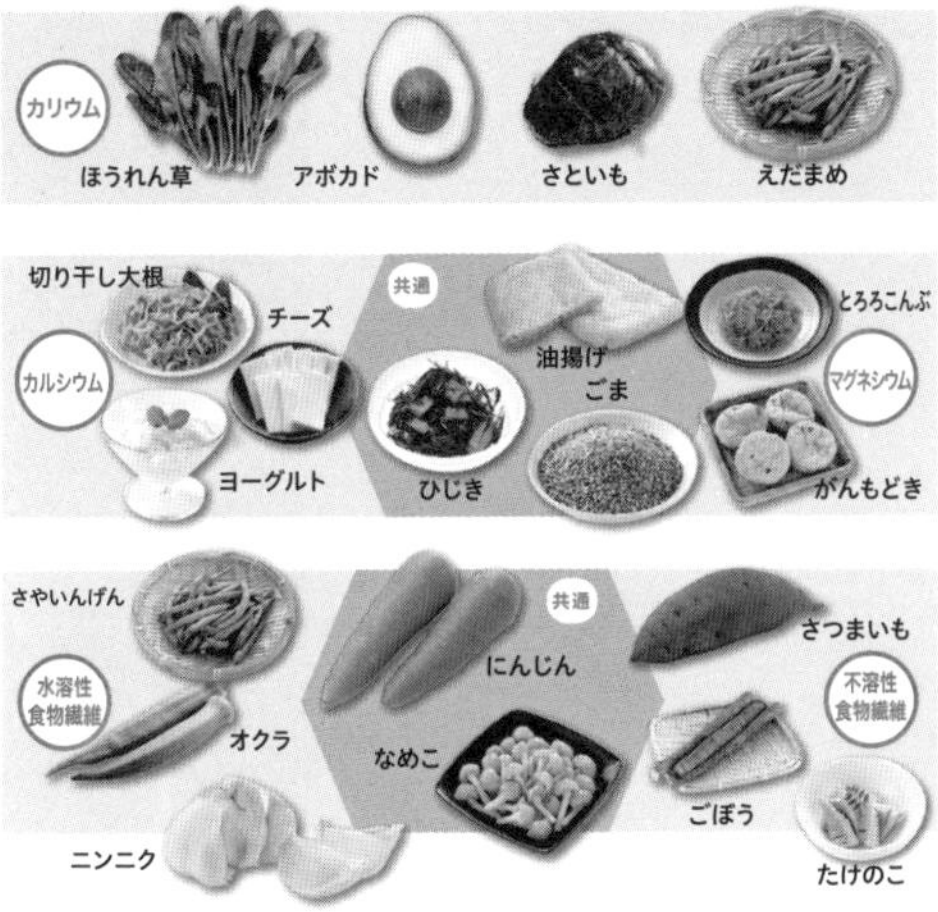

オリーブオイルで動脈硬化を予防

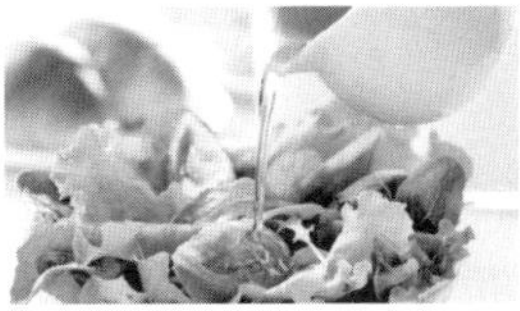

主菜は肉より魚中心

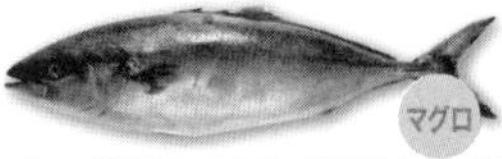

マグロの脂肪は**DHAやEPAが豊富**。トロなどのカロリーの高い部位を避けて、**赤身や血合いの部分をおいしく食べよう**。

体にとてもいいDHAとEPA

DHAとEPAはイワシなどの青魚に豊富。米国の男性医師約2万人を11年間観察した調査では、週1回程度食べた人は、青魚をあまり食べない人と比べ、不整脈による突然死リスクが低い結果に。

他にも心臓のために補給したい栄養素を紹介します。心臓の筋肉（心筋）の働きをよくする効果が期待できるのがカリウムとカルシウムです。

血圧低下や心筋梗塞の発症リスクを低減させるのが、マグネシウムです。不足すると、動脈硬化の進行や血圧上昇を引き起こします。

コレステロール、中性脂肪、糖の「吸収の抑制」と「排泄の促進」の作用があるのが食物繊維。積極的にとることで、心臓に負担をかける動脈硬化や高血圧の予防・改善に役立ちます。抗凝固薬（ワルファリンなど）を服用中の人は、薬の効果を弱めるビタミンK（納豆、青汁など）は避けましょう。

コーヒーや水、赤ワインで不整脈のリスクを下げる

リラックスタイムにコーヒーで不整脈予防

オーストラリアで約23万人を対象に行った研究で、カフェインを1日に300mg摂取する人は、不整脈を発症するリスクが6%低下したという報告があります。また、米国で男性医師約1万8000人に行った研究では、1日1〜3杯のコーヒーを飲む人は、心房細動を起こすリスクがもっとも低いという結果でした。カップ1杯のコーヒーには約100mgのカフェインが含まれます。さらに、コーヒーに含まれるポリフェノールは、動脈硬化を抑制する働きがあるという報告もあります。

また、体内の水分が不足すると血液が凝固しやすくなり、血栓症などの発作が起こりやすくなります。体内に過剰な水分を溜めやすい、重症心不全の人以外は、成人で1日に摂取する水分量は、体重×30㎖が目安。

水分補給の習慣をつけよう

血栓を予防するためには普段から水分補給が欠かせない。

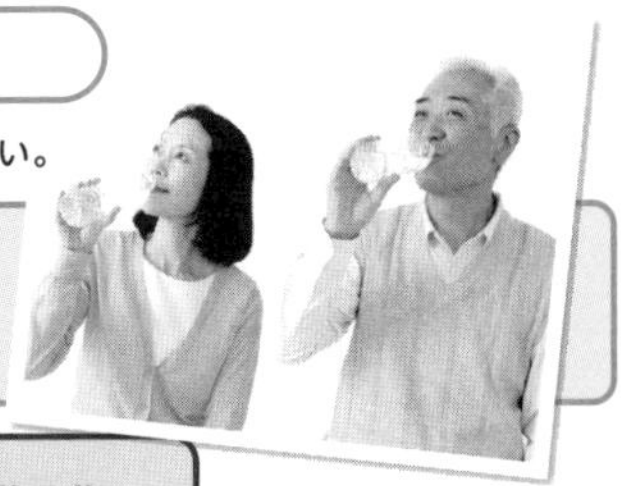

1日2ℓを目標に

- 夜寝る前の水分補給も大事
- 硬度が高すぎない水を飲む
- ミネラルをバランスよく含む水で

水分補給にふさわしい飲み物

ミネラルウォーターやお茶が適している。しかし、お茶には利尿作用があるので、飲みすぎには要注意。

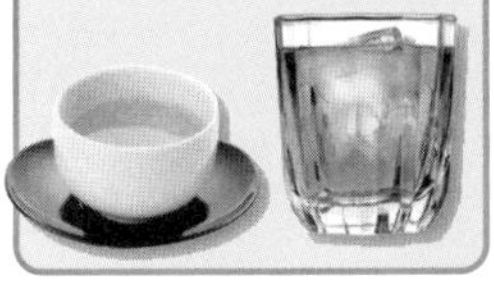

気をつけたい飲み物

スポーツドリンクや、アルコール類、ジュース類は、糖分や塩分が含まれていたり、水分を体外に排出することがあるので避けよう。

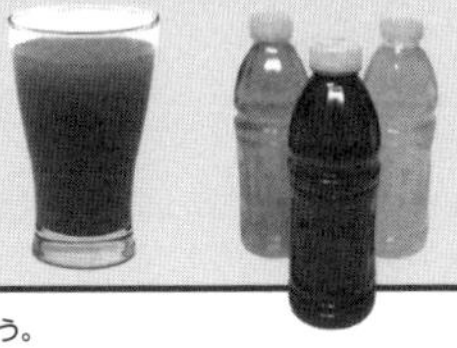

コーヒーは１日３杯が目安

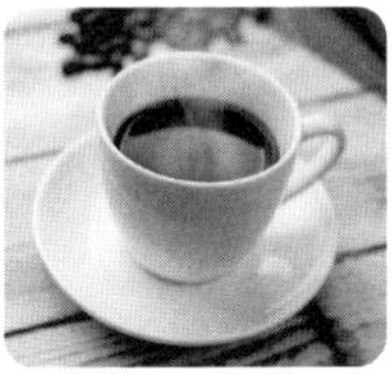

※日々の体重変化を考慮して飲む量の指標としよう。

体重60kgであれば、1・8ℓです。水分補給をする場合はミネラルウォーターか、糖分や塩分が含まれないお茶などがおすすめです。

ポリフェノールで若返り 赤ワインを1日200㎖

フランス人はバターや肉の消費量がヨーロッパでもトップクラスです。さらに1人当たりのワインの消費量は世界で5本の指に入ります。このような大量の飲酒や動物性脂肪の取りすぎは、動脈硬化の原因になりますが、心臓病の死亡率は、35か国中なんと34位です。

このような逆説は「フレンチパラドックス」

といわれます。赤ワインに含まれるポリフェノールには、活性酸素を除去する作用があります。がん細胞発生の抑制や美肌、シミの改善、腸内環境バランスの調整ほか、動脈を拡張して高血圧の予防改善効果も期待できることも明らかになっています。飲むなら1日200㎖程度が目安です。

他にもポリフェノールは、緑茶、ココア、ブラックチョコレート、ブルーベリーなどにも含まれています。ちょっとした息抜き時間に口にするなら、ポリフェノールがおすすめです。

水やコーヒー、適量の赤ワインで血栓を予防しましょう。

フレンチパラドックスとは？

動物性脂肪を多く摂取しているにもかかわらず、動脈硬化患者の比率が低く、心臓病の死亡率が低い。これをフランス人のパラドックス(逆説)と呼び、ワインや食生活が要因とされる。

お酒の適量は？

厚生労働省策定の「健康日本21」は、1日平均純アルコール20g程度が適量としている。赤ワインならグラス1.5杯、日本酒は1合、ビールは中びん1本程だ。

赤ワインで動脈硬化を予防！ ポリフェノールの健康効果一覧

健康効果	動脈硬化の予防
	認知症の予防
	がんの発生の抑制
	中性脂肪低下
	糖尿病の改善
美容効果	肌のターンオーバー促進
	シミの改善
	腸内の美化
	角質ケア

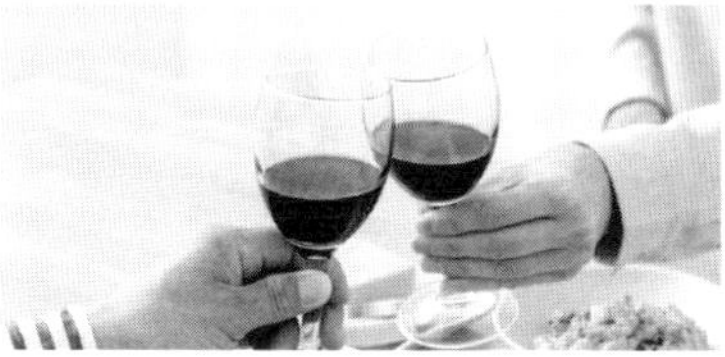

睡眠時無呼吸症候群に注意して質の高い睡眠を

血管にやさしい眠りと起床法

睡眠の目的は体を休めること。
適切な睡眠時間は個人差があるので、自分にあった方法で、
よい睡眠時間を過ごせるよう心がけよう。

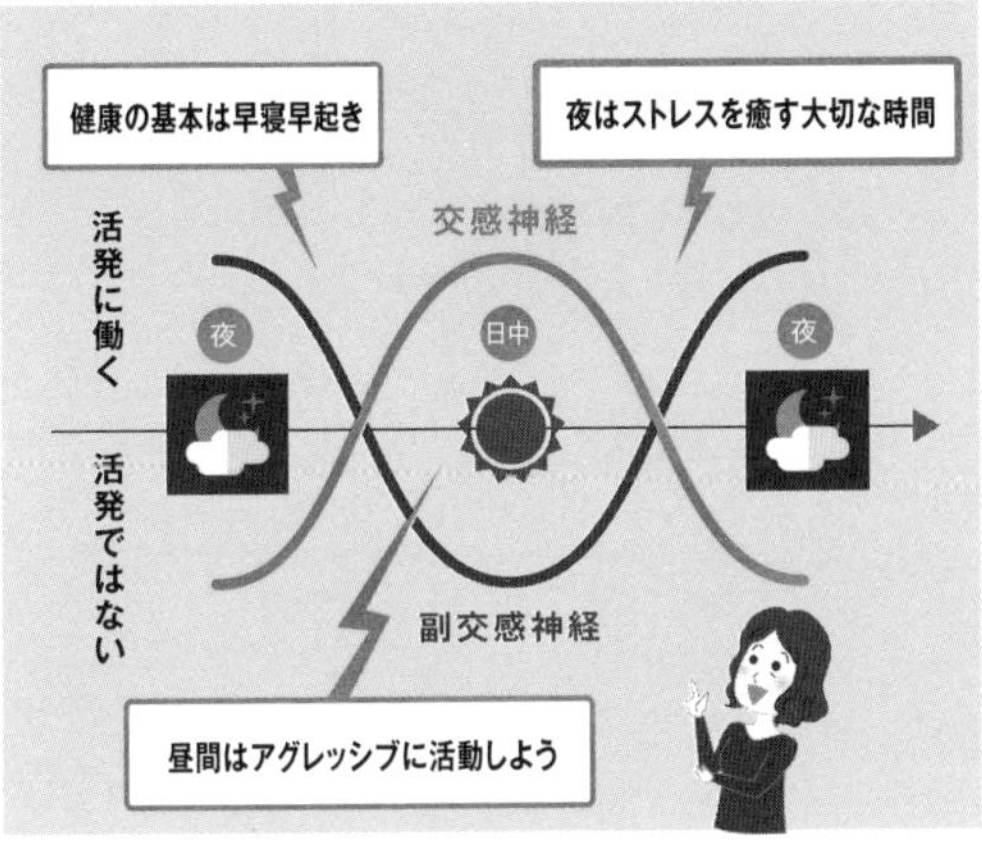

質の高い睡眠で副交感神経を優位に

不整脈の原因の1つが睡眠不足です。睡眠の質を高めるには、まず朝起きたら太陽の光をしっかり浴びることが大切です。それによって体内時計のずれがリセットされ、同時に幸せホルモン「セロトニン」が分泌されます。セロトニンは、約16時間後になると睡眠ホルモン「メラトニン」に変わり、朝

睡眠の質を高めるポイント

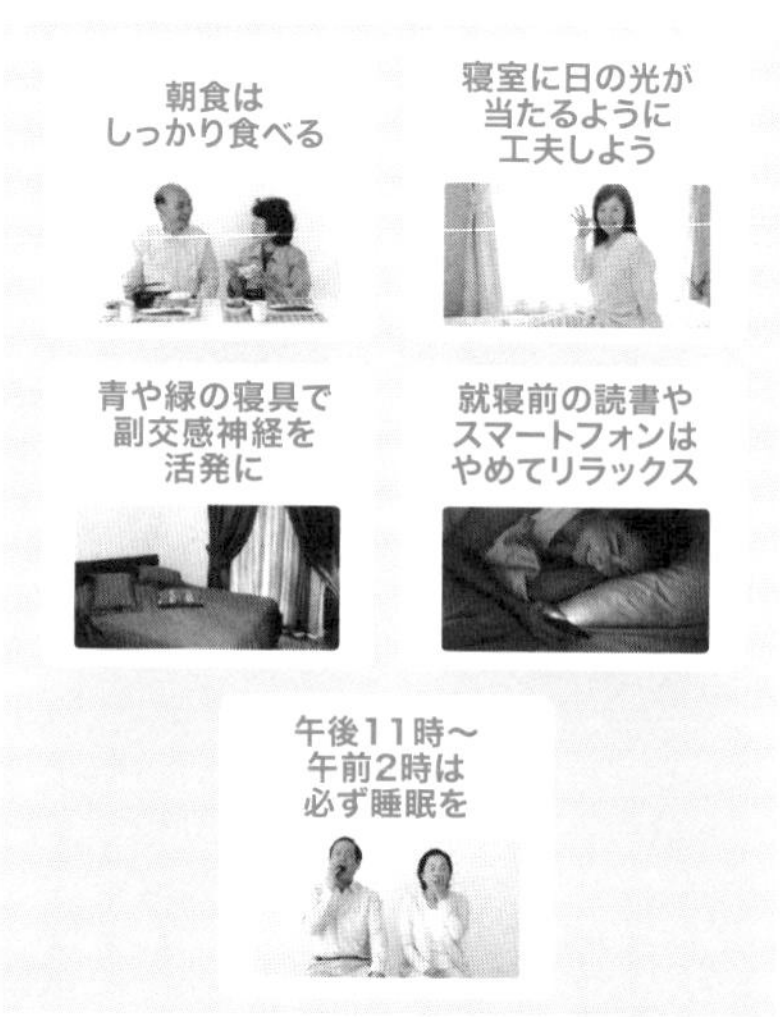
朝食は
しっかり食べる
寝室に日の光が
当たるように
工夫しよう
青や緑の寝具で
副交感神経を
活発に
就寝前の読書や
スマートフォンは
やめてリラックス
午後11時～
午前2時は
必ず睡眠を

6時起床の人であれば夜10時になると自然な眠気が訪れます。

ところが寝る前にブルーライトという青色光を発するスマートフォンや、LED照明を使用すると、睡眠と覚醒のリズムが乱され、質の高い睡眠が得られません。夜は副交感神経が優位になるよう、眠りの環境を整えましょう。

睡眠時無呼吸症候群は夜中に何度も脳が覚醒

朝起きても疲れがとれず、ぐっすり眠れない人は、睡眠中に一時的に無呼吸や低呼吸が何度も繰り返されている場合があります。

その状態が起こるたびに脳が覚醒するため、交感神経が活発になります。すると、胸腔内圧と血圧の変動が大きくなり、心臓に負担がかかるため、不整脈を併発する大きな原因になるのです。

10秒以上も呼吸が止まったり、1時間に5回以上呼吸が弱くなる場合は、「睡眠時無

睡眠時無呼吸症候群とは?

主な症状（夜間）

無呼吸・低呼吸、大きないびき、目がさめる、夜間頻尿、異常な体動

治療・改善法

CPAP療法、マウスピース、手術、減量、寝酒をしない、横向きで寝る

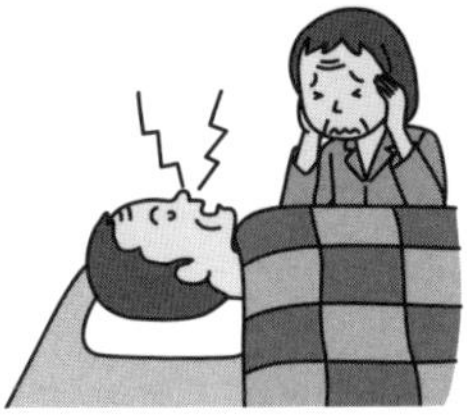

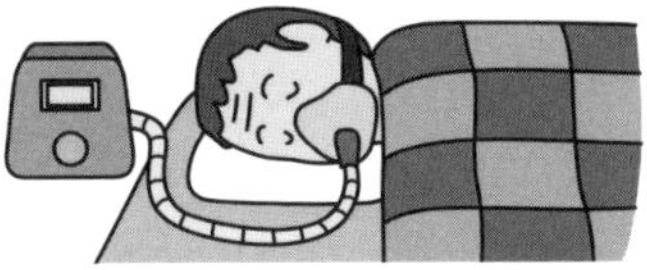

睡眠時無呼吸症候群の診断基準

- 睡眠中の１時間あたりに出現する無呼吸・低呼吸の回数が５回以上で、かつ日中に傾眠などの症状を伴う場合
- 日中に傾眠などの症状がなくても、睡眠中の１時間あたりに出現する無呼吸・低呼吸の回数が15回以上の場合

呼吸症候群」と診断されます。大きないびきや夜間頻尿、異常な体動といった症状があります。

肥満の人が該当するケースが多いので、すぐにできる改善方法としては、減量をしましょう。また、舌の付け根がのどの奥に落ち込むと、気道が狭くなるので、気道が狭くならない、横向きの体勢で寝ることがおすすめです。

中等から重症の閉塞型睡眠時無呼吸症候群の場合は、睡眠中に鼻に装着したマスクから圧力を加えた空気を送り込み気道を広げる医療機器「CPAP（シーパップ）」療法が有効です。CPAP療法は、健康保険が適用される治療法です。

毎日の入浴法を工夫して心身をリラックスさせる

心臓がドキドキしない正しい入浴の仕方とは

入浴には不整脈を予防・改善する、多くの効果が期待できます。入浴で副交感神経が優位になると、ストレス緩和作用があるβエンドルフィンの分泌を活発にします。また、ストレスを感じたときに出される脳内物質・ノルアドレナリンの働きを抑制します。

しかし、「食事直後に入浴する」「熱い湯につかる」「かけ湯せず湯船に入る」などの入り方は、交感神経を活性化させ、血圧を上昇させるため、心臓に大きな負担となります。

正しい入浴法

・入浴前と入浴後、脱水予防のためにコップ1杯の水分補給
・冬場は脱衣所と浴室を暖める
・湯船に入る前、手脚など末端からかけ湯をする
・38～40℃のお湯にゆっくり体をしずめ、

入浴が人体にもたらす作用と効果

リラックス効果があり、
ストレスなどで疲れた
心身をリフレッシュ

汗や汚れなどの
老廃物を洗い流し、
体を清潔に保つ

血行を促進することで、
肩こりや腰痛、冷え、
むくみなどが改善

マッサージ効果があり、
血液やリンパの流れ
を促進する

新陳代謝が活発になり、
体内の老廃物や疲労物質が
排出され、疲労回復へ

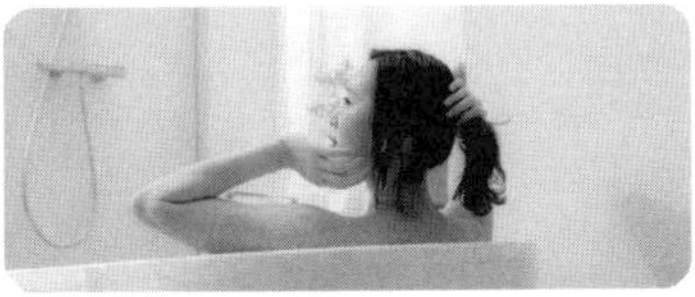

出るときもゆっくり立つ

急激な温度変化によるヒートショックに注意

12月から2月は入浴中の事故が急増し、死亡者数は交通事故の約5倍ともいわれています。暖かい居間→寒い脱衣所→暖房設備がない寒い浴室→熱い湯温の浴槽、という流れは危険です。急激な温度変化による血圧変動で、脳卒中や心筋梗塞を引き起こすリスクが高まります。

首までお湯に浸かると、心臓に負担がかかるので、半身浴がおすすめです。また、冬場の一番風呂は浴室が暖まっていないため、心臓が弱い人は避けたほうがよいでしょう。

入浴時のヒートショックに注意

ヒートショックが起きるメカニズム

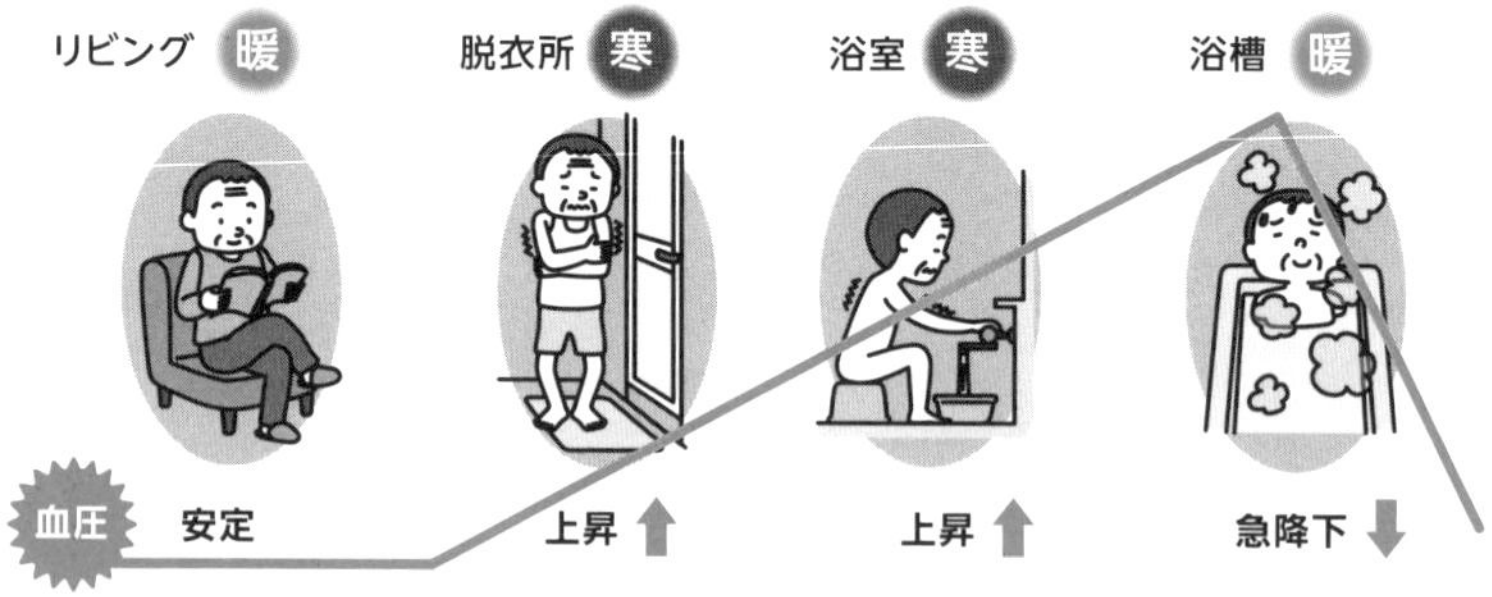

入浴時のヒートショック対策

- 脱衣室も暖房などで暖めておく
- 湯温設定は40℃以下に
- 入浴前に家族に一言かける
- 入浴前に水分をとる
- 入浴前に浴槽の蓋をあける
- 入浴前にシャワーを床にかける
- かけ湯をしてから浴槽に入る
- お湯に浸かるのは10分以内

高齢者はヒートショックのリスク

高齢になると、血圧を正常に保つための機能が低下する傾向がある。そのため、激しい寒暖差による血圧の変動の際、血圧を正常にコントロールできなくなってしまう可能性が高い。つまり、すべての高齢者はヒートショックのリスクが高いといえるので、対策を怠らないようにしたい。

お湯の温度は38℃～40℃に

ストレス解消に必要な副交感神経の働きを高めるには、ぬるめのお湯が効果的。夏なら38℃前後、冬なら40℃前後が目安となる。ぬるめのお湯で体の芯まで温めることで神経や筋肉の緊張がほぐれ、ストレスで活性されていた交感神経の働きが弱まり、心身ともにリラックスできる。

体の負担が少ない半身浴を

入浴する際、お湯に肩まで浸かる全身浴か、おへその上まで浸かる半身浴かで、その作用は変わる。半身浴の場合、下半身にだけ水圧がかかり、脚に滞っていた血液を効率よく心臓に戻すことができる。

体への負担の少ない半身浴は全身に血液を巡らせることができる。

ストレスをためない生活習慣で不整脈を改善

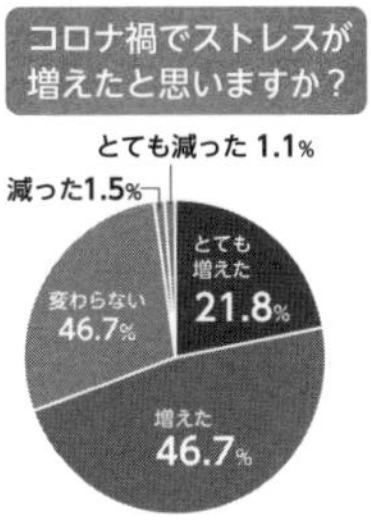

「コロナ禍のストレス」に関する調査
(2021年2月)
出典:日本メディカル心理セラピー協会

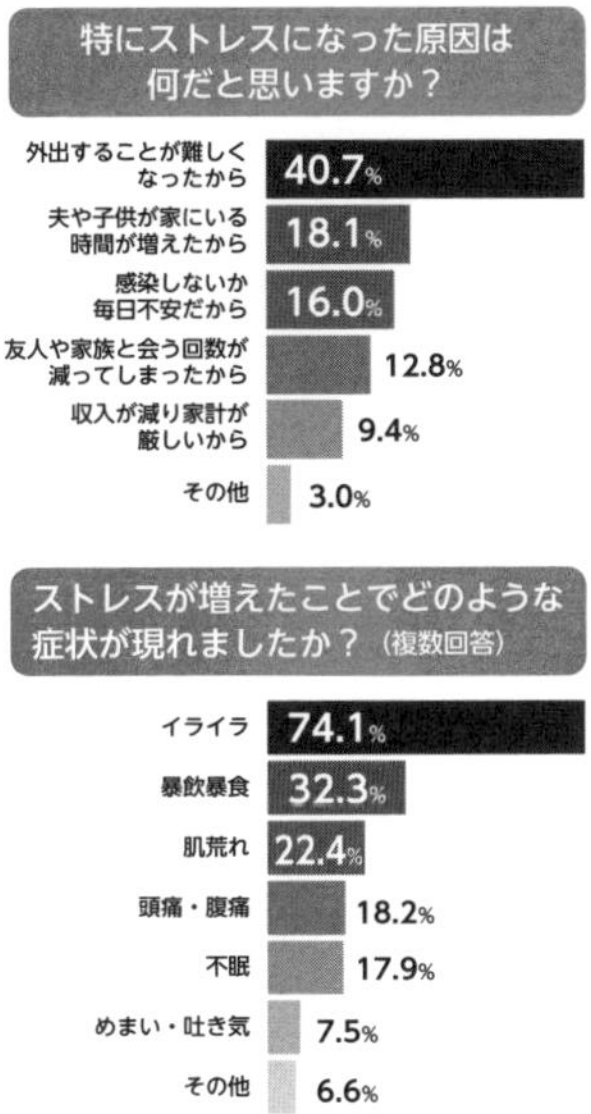

コロナ禍の状況ではストレスを抱える人が増えた。外出機会が減ったこと、家族と過ごす時間が増えたこと、感染への不安などが大きな理由となっている。

真面目で几帳面な人はストレスに弱い傾向

動悸や息切れを訴える患者さんを調べてみても、約45％の方は心肺機能に異常はありません。

症状が起こる大きな原因はストレスです。不規則な生活や栄養バランス・ホルモンバランスの乱れといったストレスがあると、交感神経が優位になります。これにより心拍数の増加や血圧が上昇し、不整脈が起こりやすくなります。副交感神経の働きも低下し、期外収縮や心房細動、致死性不整脈を招くこともあります。

コロナ禍では、外出制限や収入減、感染リスクの不安などから、約7割の人がストレスが増えたと回答しています（Ｐ61図参照）。慢性的にストレスや運動不足の状態が続くと、動脈硬化や免疫力低下を起こしやすく、特に不整脈素因がある方は症状が悪化しやすくなります。

しかし、ストレス反応には個人差があります。日本心臓財団の「健康ハート叢書」によると、次のようなタイプが心臓病を発症しやすいとされています。

・完璧主義
・責任感が強い
・几帳面な性格
・負けず嫌いで競争心が強い

性格を変えるのは難しいものですが、考え方や行動、環境を変えることで、ストレス耐性を高めていくことができます。

できることから始めるストレス解消法

コロナ禍では、友人とのランチができず気晴らしできない、ステイホームで家族の食事づくりに負担を感じている、といった方も多かったでしょう。すべてを完璧にやろうとせず、まずは手軽にできそうなこと

ストレスをためない心身のつくり方

睡眠、食事、休養を大切に規則正しい生活を送ろう。

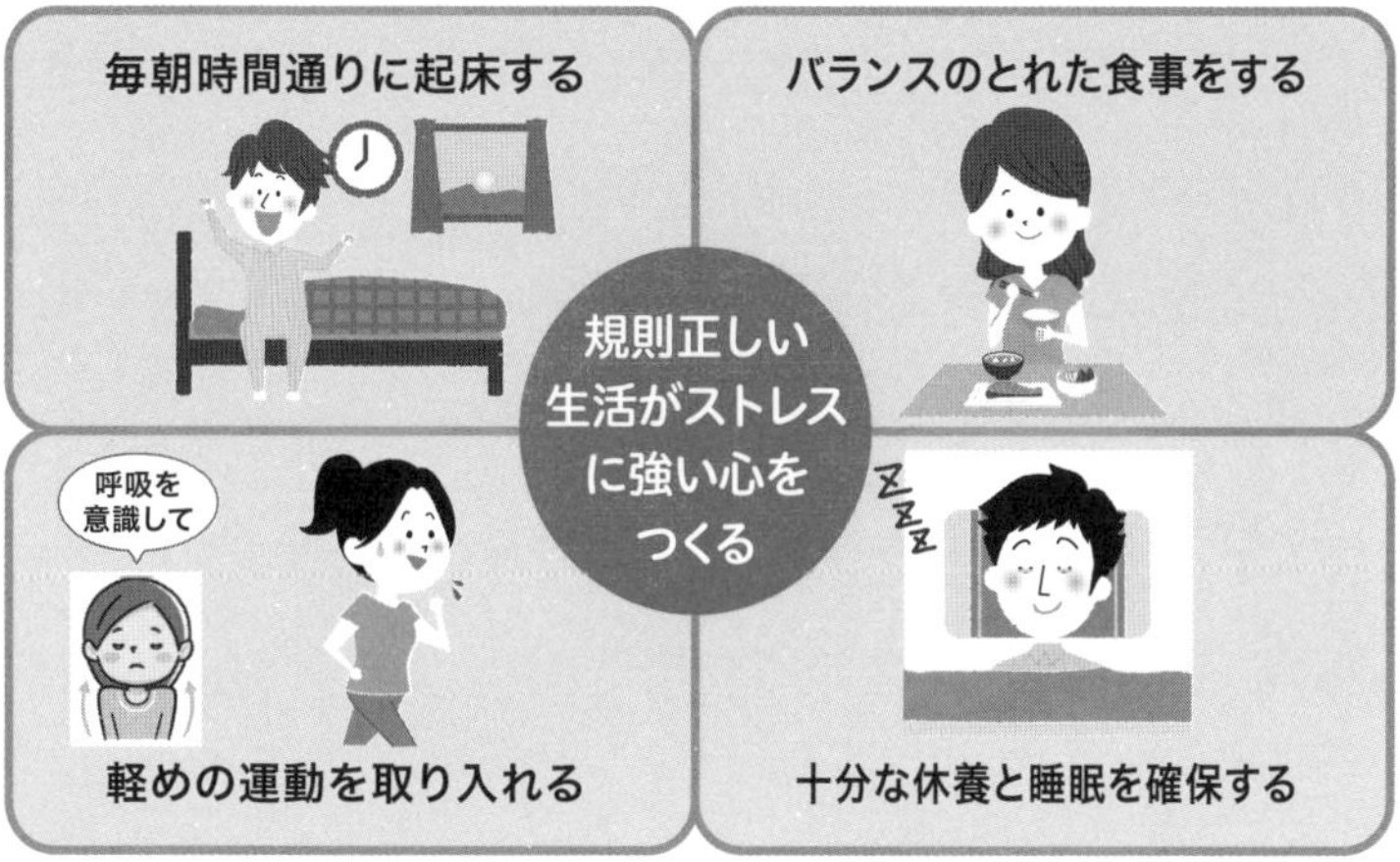
毎朝時間通りに起床する
バランスのとれた食事をする
規則正しい生活がストレスに強い心をつくる
呼吸を意識して
軽めの運動を取り入れる
十分な休養と睡眠を確保する

からはじめてみるのがおすすめです。

・毎日同じ時間に起きて朝日を浴びる↓体内時計が整い、質の高い睡眠が得られるように

・バランスのとれた食事をつくり、食べることを楽しむ

・散歩をする↓幸せホルモン「セロトニン」の分泌が活性化し、ストレスホルモンを抑制

・階段をのぼる↓呼吸筋が鍛えられ、不整脈予防・改善に

・不安にフォーカスせずに、「何とかなる」ととらえる

自分に合ったストレス解消法を見つけて、心身ともに快適に暮らしましょう。

不整脈 Q&A

QUESTION
ANSWER

Q 心臓の悪い人が納豆を食べない方がいいのはなぜですか？

A ワルファリンなど、抗凝固薬の効果を弱める恐れがあるため

納豆にはさまざまな優れた効能があります。大豆製品には動脈硬化や血圧上昇のリスクを抑制する、マグネシウムが多く含まれます。他にも筋肉をつくるたんぱく質、腸内環境を整えて脂質・糖質の吸収を抑制する食物繊維、女性ホルモンと似た働きをするイソフラボンなどがあります。美容と健康はもちろん、心臓のためにも、とりたい栄養素が多く含まれています。

ネバネバ部分に含まれるたんぱく質分解酵素「ナットウキナーゼ」は、多量のビタミンKを含むため、血液をサラサラにし、血流を改善する効果があります。通常は体によい栄養素なのですが、血栓を防ぐ抗凝固薬（ワルファリン）の薬の効果を、弱めてしまう恐れがあります。

不整脈がある方や心臓に不調を抱える方すべてが、納豆はダメなのではなく、ワルファリンを服用している方は避けなくてはいけません。しかし、同薬を服用していない方には、脳梗塞や心筋梗塞の原因となる血栓を分解する作用がある納豆（ナットウキナーゼ）は、心臓にはよい食品なのです。

血圧が高めの方や糖尿病などで血液粘性が高い方は、体内水分量が不足しやすい深夜から早朝にかけて血栓ができやすいため、夜に納豆を食べると効果的です。

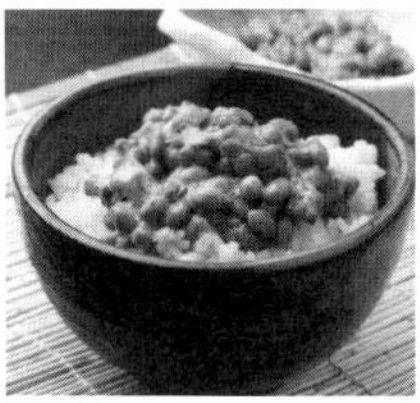

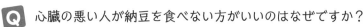

第4章

不整脈の改善体験談

動悸、息切れ、脈飛びなど、
突然に襲ってくる不整脈の症状。
心臓の不調というと
不安を感じる方も多いでしょう。
本章では、坂田先生が指導している
「ゆっくり呼吸法」や「呼吸筋ストレッチ」で
不整脈を改善した方々の
体験談を紹介します。

体験談①
兼業主婦
M・Sさん（女性62歳）

動悸や脈飛びなどの「期外収縮」の症状がゆっくり呼吸法で改善し、安心を取り戻した

―― 解説 ――

M・Sさんははじめ、就寝前に胸がドキンと大きく脈打つ感じがして、違和感と不快感を覚えました。その後、脈飛びや息苦しさなども感じるようになったとのことですが、こうした症状は「期外収縮」の典型的なものです。期外収縮は、不整脈のうちもっとも多く起きるもので、その大半は心臓の機能には大きな異常がなく、治療の必要のないものです。ただし、念のため一度検査を受けましょう。

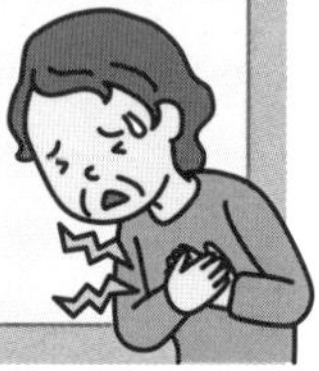

今まで経験したことのない胸の違和感で不安になった

60歳になった年のある日、夜ふとんに入って目を閉じると、突然、心臓が大きく〝ドクンッ〟と波打つのを感じました。すると鼓動が急に大きく感じられ、のどの奥に何かが詰まっているような感覚になって、吐き気まで感じたのです。

還暦を過ぎるまで病気らしい病気をした

ことがなく（歯や腰が痛いということはありましたが）、穏やかに暮らしてきたので、まさか心臓の不調が起きるとは思ってもいませんでした。

それ以来、夜にふとんに入ることがなんだか怖くなってしまい、寝つきも悪くなって眠れない日が増えていきました。いつも疲労感やだるさを抱えるようになってしまったのです。

本で読んだ症状と同じで自分も不整脈だと感じた

その後、運動をしたわけでもないのに、心臓の鼓動が大きく感じることが何度もありました。不安を感じながら自分で脈を測ってみると、突然、脈がなくなることもありました。心配した娘が買ってきてくれた本を読んでみると、これは「脈が飛ぶ」という症状のようで、自分も不整脈ではないかと思いはじめました。

また、動悸や息苦しさなどの症状もあったので、外出する気持ちも起きなくなっていきました。少しでも体や心臓に負担をかけないほうがいいのではないかと思ったからです。そのため、家のソファで横になっていることが多くなってしまいました。しかし、不調な部分が心臓なだけに、日中に一人で家にいるのも心配になりました。そうして段々と不安だけが、募っていくようになったのです。

加齢やストレスも不整脈が起きる原因に

そんなとき、娘が調べて教えてくれたのが、坂田先生のクリニックでした。検査をしていただいたところ、私の症状は「期外収縮」というものでした。不整脈の原因でもっとも多いものだそうです。ただ治療の必要はない場合がほとんどということで、私はホッと安心しました。加齢による血管内皮細胞の衰えのために血流が悪くなったり、損傷することでも不整脈が起きることがあるそうです。

また、不整脈にはストレスが大敵だと言われました。ストレスを感じると自律神経が乱れてしまい、それが不整脈の原因になるらしいのです。私は穏やかに暮らしていたはずでしたが、じつは不安や心配からストレスが大きくなっていたのかもしれません。今まで知らなかったことを教えていただき、目からうろこが落ちる思いがしました。

自律神経を整える呼吸法で不整脈が改善

坂田先生から教えていただいたのは、「ゆっくり呼吸法」というものです。これは自律神経を整えて不整脈を改善する呼吸の方法です。はじめは、「呼吸の仕方を変えるだけで心臓の不調が治るのかしら？」と思いましたが、実際に続けてみると、いろいろな症状が治まっていったので、不思議だなと感じました。

　このときに教えていただいた呼吸筋ストレッチとあわせて、ゆっくり呼吸法は２年経った今も続けています。おかげでもう不安や心配はなく、毎日をリラックスして過ごせています。

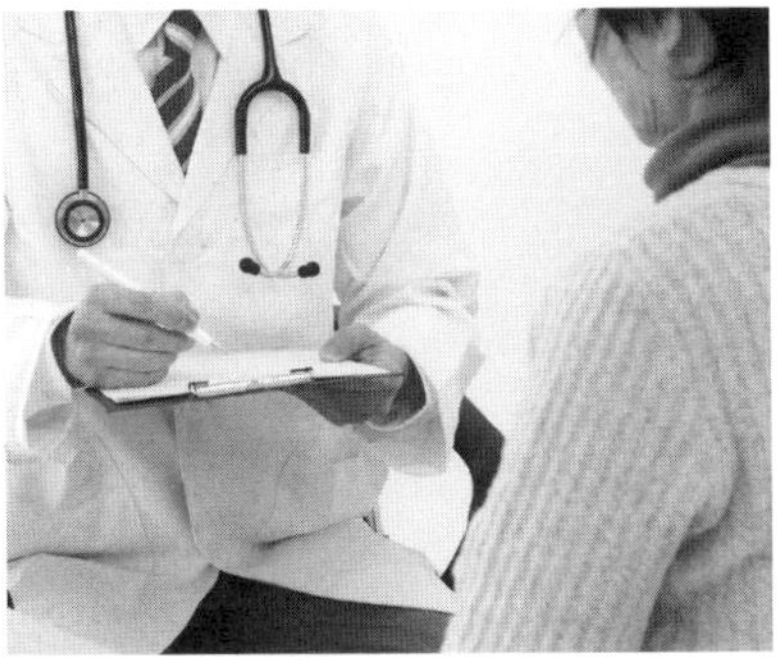

POINT

ポイント

「期外収縮」は不整脈のなかでもっとも多く、およそ９割の方が胸にドキンと大きな拍動を感じる、脈が飛んだり抜けたりするといった症状を訴えます。(P.15参照)。しかし、こうした症状にまったく気づかず、健康診断ではじめて指摘されるケースも多くあります。実際には治療の必要のない方がほとんどなので、あまり心配しすぎなくても大丈夫です。

それより、不安を感じてストレスになることに注意しましょう。というのはストレスや睡眠不足などから起きる、自律神経の乱れが不整脈には大敵なのです。

不整脈を改善するには、第2章で紹介している「ゆっくり呼吸法」が大きな効果を発揮します。

体験談②

会社員
Y・Mさん（女性53歳）

突然、はじまった不快な不整脈の症状が呼吸法とストレッチですっかりよくなった

解説

60歳を超えると、加齢にともなう血管の衰えや傷みなどから多くの方に不整脈の症状が現れます。しかし、Y・Mさんは家族に心臓病の人はいなくて、まだ50代前半と若いため、自律神経の乱れが不整脈の原因と推測されました。新型ウイルス感染拡大の影響で、自宅にこもって仕事をすることが多いY・Mさん。ご自身が感じている以上に、さまざまなストレスを抱えてしまっていたようでした。

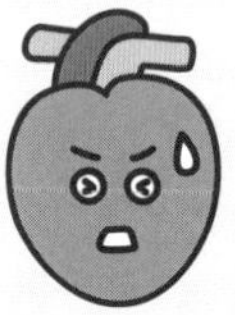

家から出られない生活で心と体にダメージが蓄積

ほとんど外に出られず、家にばかりこもる毎日……こんな生活を強いられるとは数年前までは考えてもいませんでした。それもこれも、新型ウイルスの感染拡大のせいです。

私はＩＴ系の制作会社で働いているのですが、いち早く在宅勤務が導入されたことで、昨年の春からは自宅で働いています。

通勤がなくなって時間の余裕ができ、人間関係のストレスも感じずに、当初はとても気分がよく、自由に仕事ができていました。

しかし、半年もすると倦怠感や不眠症状を感じはじめました。もともとデスクワークがメインでしたが、在宅勤務になったことで運動不足も感じていました。また、夫も同じような職種で、自宅で仕事をするようになったため、イライラして口げんかすることも増えてしまいました。

めまい、息切れ、動悸…胸の不調がはじまった

昨年の秋頃、納期が厳しい仕事が新規で入ってきました。しかも、他の仕事も立て込んでいたため、寝不足に疲労、自宅に閉じこもっているストレスと仕事へのプレッシャーで私の心はパンク寸前でした。

胸の不調を感じたのは、その頃からでした。急に鼓動が速くなったり、ドキンと大きくなる。脈を測ると不規則になる。さらに、息苦しさやめまい、ほてり感や耳鳴り、いらだちと憂鬱、体がだるくて重いなどの症状。

「一度、心臓の専門医に診てもらったほうがいい」と夫も言うので、坂田先生の診察を受けてみることにしたのです。

心配な不整脈の原因は…予想外の診断に驚いた

検査の結果、心臓の機能に異常は見られ

ないということでした。そして、先生の説明は次のようなものでした。

「新型ウイルスの感染が拡大してから不整脈の症状を訴える患者さんが増えています。自律神経が乱れると不整脈が起きることが多いからです。それにYさんはちょうど更年期障害も重なっているようですね。まずは薬には頼らず、正しい呼吸法や呼吸筋ストレッチなどで自律神経を整えて症状を改善していきましょう。ヨガもおすすめですよ」

てっきり心臓に何か問題があると思い込んでいたので、まずは安心しました。私は、自分が思う以上にストレスを抱えていたのだと思います。

ゆっくり呼吸法や呼吸筋ストレッチ（第2章参照）を試してみると気分が落ち着き、気持ちよくなりました。さらに夜は寝つきがよくなり、日中のだるさもなくなっていきました。

徐々に体調がよくなり胸の不調も改善した

呼吸筋ストレッチは、呼吸をするときに大切な横隔膜の動きをサポートするということで、ゆっくり呼吸法の効果もさらに高くなるといいます。実際、毎日欠かさずに呼吸法とストレッチを続けていったら、脈飛びなども改善しました。というより、気がついたら不快な症状がなくなっていたという感じです。それは、この呼吸法とストレッチが苦しいものでなく、気軽にできるからだと思います。

今では、自律神経というのは健康に生きていくために大切なものなのだと実感しています。

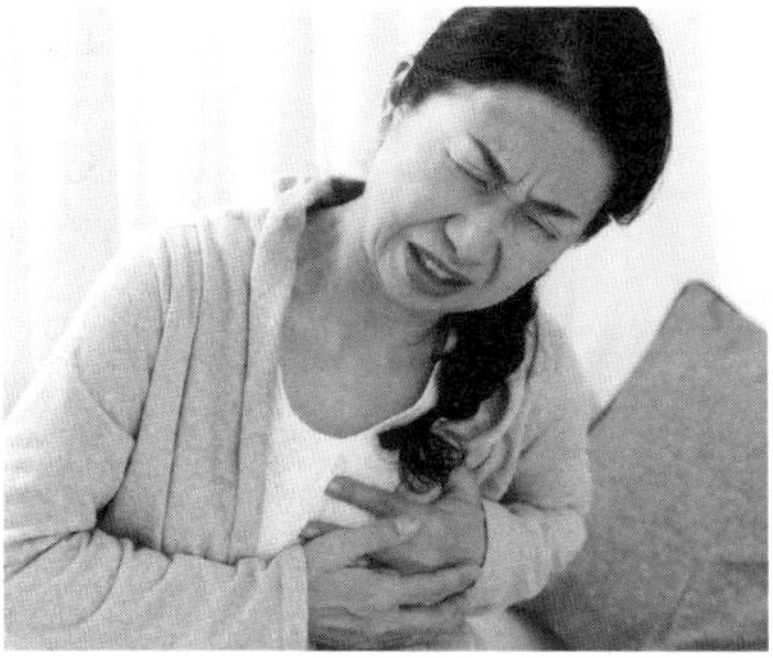

ポイント

POINT

心臓の機能に問題がないのに不整脈が起きる主な原因は、加齢によって血管の内皮細胞が衰えて固くなり、機能が低下すること。そして内臓や血管、ホルモンなどの働きをコントロールしている自律神経の乱れです。これを正しく調整するのに効果的なのが「ゆっくり呼吸法」です。この呼吸法を行うことで横隔膜が上下に動きます。じつは横隔膜のまわりには自律神経が集まっているので、刺激を受けてバランスが整っていくのです。また、自律神経が整うと、血管の内皮細胞が再生されて若返ります。その結果、血管内が広がり機能がアップします。このように、呼吸と自律神経、血管、心臓は密接につながっているのです。

体験談③

会社員
K・Eさん（男性65歳）

「企業戦士」だった私が陥った心臓の不調 セルフケアのおかげで5年経っても快調

解説

10年以上前から、心臓に違和感があったK・Eさん。しかし、仕事の忙しさや過信から不整脈の症状を見過ごしていたようでした。60歳手前で老化の影響もあり、心房細動の症状が現れてきたことで不安になってしまったようです。無視できない事態となって病院に駆け込んだところ、心房細動との診断を受けてしまいました。

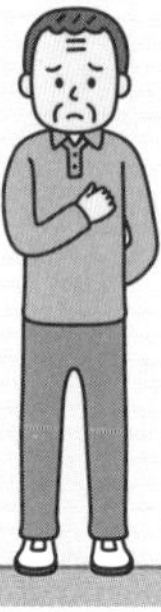

胸の不調も気にせず 仕事漬けの日々のなかで

私は現在65歳ですが、じつは最初に胸の違和感があったのは10年以上も前のことでした。

社会に出たのは、まだビジネスマンが「企業戦士」などと呼ばれていた時代です。その後、バブル景気と崩壊、「失われた20年」といわれた日本の経済低迷期を経験しましたが、いつの時代も仕事漬けの日々でした。

体力はあったので無理をして体に負担をかけてきたと思います。50代の半ば頃、深夜に帰宅してお風呂に入り、酒を飲んでいたら急に胸がドキンとして脈が速くなるのを感じました。その後も同じことがあったのですが、あまり気にせず過ごしていました。ただ、祖父や叔父が心臓病だったので、少し気がかりには思っていました。

50代後半で経験した胸の動悸で不安に

その後も仕事中心の不規則な生活を続けて、妻にはよく注意されていましたが、あまり気にしませんでした。それが50代の終わり頃、打ち合わせを終えて会社に戻る途中、突然胸が苦しくなり、激しい動悸を感じたのです。その場で数分うずくまっていると、とりあえず収まってきたのですが、さすがに心配になり、翌日に病院に行きました。

診察の結果は、発作性心房細動とのことでした。2日以内に収まる心房細動はあまり心配ないが、その後に慢性化する可能性があること、また血流が悪くなって血栓ができると脳梗塞の原因になるとのことでした。私はこれまで心臓を気にしてこなかったことを後悔して、そして急に不安になってきました。

最初は半信半疑だった呼吸法や食事療法の効果

少ししてから会社に近い所で不整脈の専

門医を探したところ、坂田先生のクリニックがあることを知りました。

「K・Eさんはすでにメタボになっていますし、遺伝的な要素もあるようなので、このまま何もしないでいると確かに慢性化する可能性があります。血栓ができてしまい、脳梗塞になるリスクも否定できません。大事に至る前に心臓が教えてくれたことに感謝して、治療をしていきましょう」

先生にそう言われて、まったくその通りだと思いました。

血栓を防ぐ抗凝固薬を飲みながら、まずは自律神経を整えて血管を若返らせるために大切な3つの指導を受けました。それは、「ゆっくり呼吸法」「呼吸筋ストレッチ」「食事療法」です。どれも日常生活の中で簡単に取り入れることができて、難しいものではないので、まずは続けてみることにしました。

効果に驚き、感謝して日々の暮らしを楽しむ

最初、呼吸を変えるだけで大丈夫なのか？　と食事を見直すだけで効果があるのか？　と半信半疑な部分がありました。しかし、アメリカやイタリアなどの医学的な研究でも、その効果が実証されているのだそうです。実際、続けていくと胸の不快な症状は治まっていきました。

おかげさまで5年以上経った今でも、心房細動の症状は進行していないようで、生活に

も差し障りなく安心しています。私のことをサポートしてくれて、献身的に心臓によいおいしい食事をつくってくれる妻にも感謝しています。これからも日々の生活を大切にしながら生きていきたいと思います。

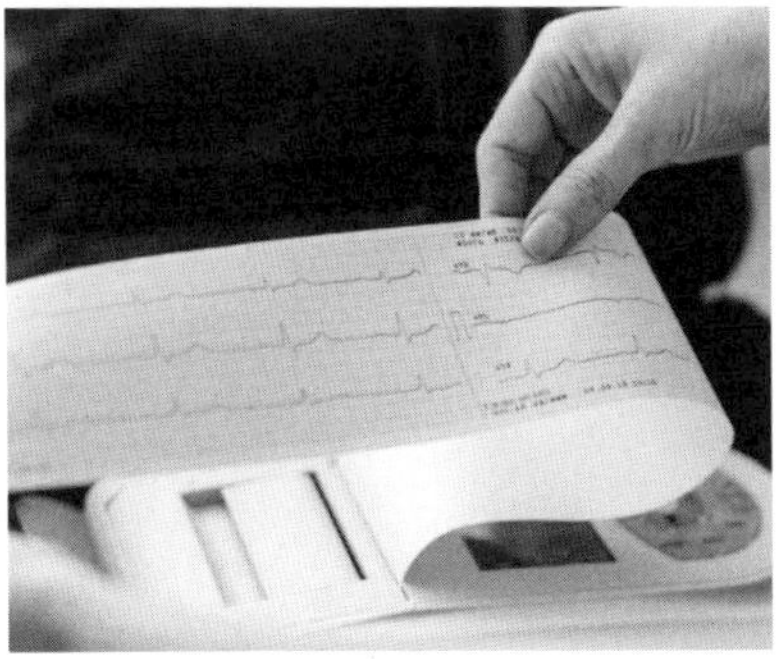

ポイント

正常な場合、心臓は1分間に約60〜90回の鼓動を繰り返します。心房細動というのは頻脈性不整脈の一種です。心臓上部の心房部分のあちらこちらで、電気的な興奮が発生することで心房内部がけいれんを起こし、1分間に500回前後もの拍動が起きるものです。

心房細動は基本的に良性疾患であるため、命にかかわるものではないのですが、放置していると発作性→持続性→慢性へと進行していき、あとから正常な脈に戻すことが難しくなりがちです。また、心房内で血栓ができる可能性があり、それが原因で脳梗塞を発症するリスクもあります。ですから、早めに処置をすることが大切になってきます。

体験談④

専業主婦
I・Hさん（女性77歳）

徐脈性不整脈による息切れがゆっくり呼吸法やストレッチでラクに

健康診断で見つかった心臓の不調とその原因

75歳を過ぎた頃からでしょうか、駅の階段を上ったり、坂道を歩いたりすると息切れがひどくなり、気分も悪くなるようになりました。もともと外出するのもスポーツも好きで、若い頃はテニスやゴルフも楽しんでいましたが、「私も年をとったのか」とさみしくもあり、「でも老化は仕方ない」と考えて日々を過ごしてきました。

それが、昨年の健康診断でのことです。検査結果を見ると、心臓が要再検査で「洞不全症候群の疑い」と書かれていました。お恥ずかしいのですが、そんな言葉は初めて目にしました。

不整脈と上手につき合い健康で長生きを心がける

そこで、友人から評判を聞いた坂田先生の

クリニックに行きました。私の場合は「洞性徐脈」という症状で、心臓に問題はないけれど加齢などによって心拍数が遅く、少なくなる不整脈ということでした。治療は必要ないものの、進行するとペースメーカーを植え込まなければいけないというので、運動する習慣に加えて、まずは呼吸法や呼吸筋ストレッチで自律神経を整えていくことになりました。

　坂田先生は、「長息《ちょうそく》は、長生きの秘訣」といいます。確かに呼吸法を続けていくと症状は軽くなっていきました。普段気にもしない呼吸に気をつけることで、不整脈が改善することに驚きました。

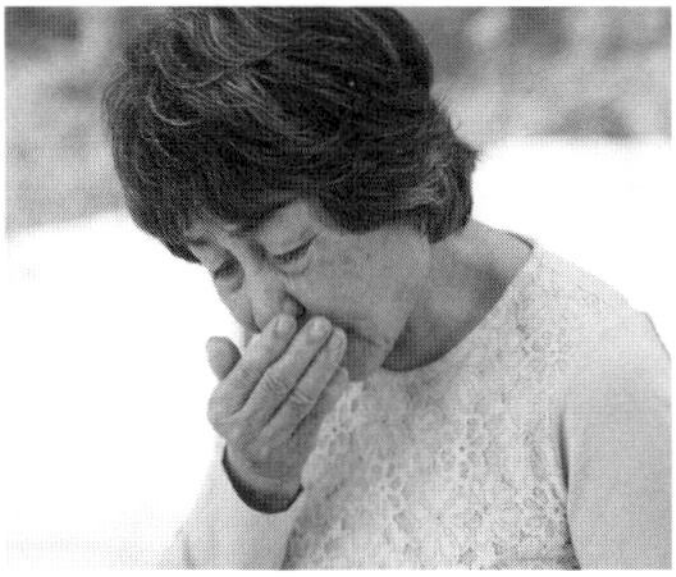

　私は不整脈と上手につき合っていくために、これからも呼吸法や呼吸筋ストレッチを続けていきたいと思っています。

POINT

ポイント

脈が遅くなる徐脈性不整脈（P.15参照）は、心臓の病気や生活習慣病などがないなら、特に治療の必要はありません。ただし、加齢とともに心臓の機能は低下していきます。セルフケアに取り組みながら、将来的には医師と相談して、ペースメーカーの植え込みなどを検討することをおすすめします。

監修　坂田隆夫（さかた たかお）
不整脈専門医・アゴラ内科クリニック院長

東邦大学医学部を卒業後、東邦大学医学部付属大橋病院第三内科、自治医科大学付属病院、国立療養所東京病院、三井記念病院などで循環器内科専門医として高度医療、地域医療等に貢献。東邦大学医療センター大橋病院循環器内科講師、日産厚生会玉川病院循環器科副部長等を歴任後、東京・湯島に「アゴラ内科クリニック」を開院し、訪問診療や自律神経外来などで患者さんの心と体に向き合う医療を続けている。
日本内科学会認定内科専門医、日本循環器学会認定循環器専門医、日本不整脈心電学会不整脈専門医、日本医師会認定産業医。著書は『自律神経を整える「長生き呼吸」』など多数。

参考文献
『専門医が教える「不整脈」を治す特効セルフケア』（大洋図書）／『自律神経を整える「長生き呼吸」』（マキノ出版）／『不整脈 心房細動・期外収縮 心臓のリズムの乱れを正す不整脈専門医推奨の脈正し呼吸』（わかさ出版）／『不整脈 心房細動・期外収縮 心臓病の名医が教える最高の治し方大全』（文響社）

動悸・息苦しさ・胸のつまり・
めまい・だるさ・寝つきの悪さ

名医が教える！

不整脈を自力で治す
毎日の暮らし方

2024年7月15日初版発行

発 行 人　笠倉伸夫
編 集 人　川崎憲一郎
発 行 所　株式会社笠倉出版社
〒110-8625 東京都台東区東上野 2-8-7 笠倉ビル
営　　業　0120-984-164
編　　集　0120-679-315

印刷・製本　株式会社光邦

ISBN 978-4-7730-6151-2

編　　集：株式会社ピーアールハウス（志鎌和真、藤井明梨）
執　　筆：廣瀬智一、脇谷美佳子
表紙・本文デザイン：株式会社ピーアールハウス（西田真一）
イラスト：河田邦広
撮　　影：村越将浩
モ デ ル：木谷有里（株式会社オスカープロモーション）

本書は 2021 年発行のムック「不整脈 期外収縮 心房細動 頻脈を自力で正す 自律神経と血流に効く 坂田式ゆっくり呼吸法 & ヨガ」を再編集したものとなります。